床旁临时心脏起搏手册

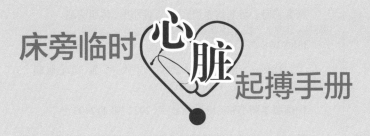

刘　猛　韩小彤　林旭明　**编著**

人民卫生出版社
·北京·

图书在版编目（CIP）数据

床旁临时心脏起搏手册 / 刘猛, 韩小彤, 林旭明编著. — 北京：人民卫生出版社，2022.7
ISBN 978-7-117-33296-5

Ⅰ. ①床⋯ Ⅱ. ①刘⋯ ②韩⋯ ③林⋯ Ⅲ. ①心脏起搏器 – 手册 Ⅳ. ① R318.11–62

中国版本图书馆 CIP 数据核字（2022）第 112403 号

| 人卫智网 | www.ipmph.com | 医学教育、学术、考试、健康，购书智慧智能综合服务平台 |
| 人卫官网 | www.pmph.com | 人卫官方资讯发布平台 |

床旁临时心脏起搏手册
Chuangpang Linshi Xinzang Qibo Shouce

编　　著：刘　猛　韩小彤　林旭明
出版发行：人民卫生出版社（中继线 010-59780011）
地　　址：北京市朝阳区潘家园南里 19 号
邮　　编：100021
E - mail：pmph @ pmph.com
购书热线：010-59787592　010-59787584　010-65264830
印　　刷：廊坊一二〇六印刷厂
经　　销：新华书店
开　　本：787×1092　1/32　印张：6.5
字　　数：114 千字
版　　次：2022 年 7 月第 1 版
印　　次：2022 年 8 月第 1 次印刷
标准书号：ISBN 978-7-117-33296-5
定　　价：79.00 元

打击盗版举报电话：010-59787491　E-mail：WQ @ pmph.com
质量问题联系电话：010-59787234　E-mail：zhiliang @ pmph.com
数字融合服务电话：4001118166　E-mail：zengzhi @ pmph.com

序

一本好书的背后必定有一群心怀梦想、努力坚持的人,他们从不言累,从未放弃,努力将最好的、最实用的内容呈现给那些欣赏他们、喜爱他们的人。他们对临床医疗技术的应用有一种天生的敏感,怀有作为医者的原始的敬畏心,他们以初心对待每一个需要积极救治的患者,每一段文字的表述,每一张插图的描绘,无一不渗透着他们的智慧。

不同于心血管领域其他纲领性著作,本书旨在应用和推广新的腔内心电图引导的床旁临时心脏起搏技术。与经典的X线透视下临时起搏技术相比,本书倡导的腔内心电图引导的临时起搏技术具有便捷、易学、成功率高的优势,且零射线,无须放射防护。

众所周知,心脏窦房结功能障碍、三度房室传导阻滞以及抗心律失常药物与因电解质紊乱等导致的严重心动过缓对患者危害极大,甚至直接导致心脏性猝死。急诊科医师、心血管内外科医师和危重症医学科医师都常常需要处理这类患者,而床旁临时心脏起搏是针对这一紧急情况下较为有效的救治措施,能为后续的治疗赢得宝贵时间。编著团队对于临时起搏技术应用的临床研究已获得国内外同仁的认可,相关内容先后发表在《中华急诊医学杂志》*American Journal of Emergency Medicine* 等国内外知名期刊。刘猛医师多次应邀在中华医学会急诊医学分会主办的全国急诊医学学术年会上交流临床经验,获得了全国相关科室同仁的关注。知名医学网站也同时推出了刘猛医师主讲的《床旁临时心脏起搏》公开课。刘猛医师孜孜不倦,定期开办培训班推广这一技术。本书即是应广大同仁的要求而撰写的一本堪称教科书的操作手册。

该书的特点是构架清晰,内容实用、易学好记,遵循文字和图片就能快速掌握要领,运用于床旁,作为救治患者的利器。行文深入浅出,将复杂的问题分解、简化,介绍临时心脏起搏技术细节与知识点的同时,援引其团队在临床收集的几十个真实的临床病例,并一一展示床旁临时心脏起搏的过程和要点,且辅以大量实操的图片,即便是初学者,也能看懂、学会。

本书独特的心电视角能帮助读者从感官与内心深入理解心电与心电图,从而走进心电的世界。从实用的角度来看,这是一本床旁临时心脏起搏手册,也是用心电精准定位各种中心静脉导管［包括经外周静脉穿刺的中心静脉导管（PICC）、输液港、长期血液透析管］尖端的操作手册。

中华医学会心电生理和起搏分会副主任委员
江苏省人民医院心血管内科主任医师
曹克将
2022 年 1 月

前　言

2013年,作为心内科硕士与急诊科主治医师,我仅仅观看过一次临时心脏起搏手术。那一年科室买了第一台临时起搏器,随后,急诊临时心脏起搏屡创奇迹(详见第二章"二、急诊起搏")。经过5年临床实践后,我希望分享自己的经历,让更多人掌握这门技术,挽救更多生命。很多涉及心律失常诊治的医师都希望掌握这门技术——只有"剑"在手,才能随时出手。因为之前一直没有专业书籍或机构学习该技术,所以在2018年,我们的急诊临时心脏起搏培训班一经推出,全国同仁踊跃参加。随后《床旁临时心脏起搏》作为公开课在知名医学网站开播。2019年,我们将新的床旁临时心脏起搏技术方案在 *American Journal of Emergency Medicine* 发表。到了2020年,我想是时候撰写一本床旁临时心脏起搏手册。

在本书中,腔内心电图是临时心脏起搏的核心问题。称为"腔内",主要与"体表"区别,本质仍是心电图。作为清朝末年发明的仪器,心电图机原理很简单。认识心电图的原理,就理解了腔内心电图。腔内心电图引导与 X 线透视是临时起搏器安置的两种经典方案。腔内心电图引导的起搏器精准安置早在 1972 年发表在 *New England Journal of Medicine*。早期心电图机没有显示器,需要反复等待打印图纸,而且每次只能打印一个导联,显然很麻烦。21 世纪后,显示器逐渐普及,多导联同步显示,使得腔内心电图成了精准的实时显像技术。

新的腔内心电图引导的床旁临时心脏起搏技术足以媲美 X 线透视下操作。腔内心电图引导植入球囊漂浮电极与 X 线透视下植入普通电极相比,不仅手术操作时间短,而且更安全。球囊漂浮导线植入(第五章"七、球囊漂浮导线植入")为完稿后添加。因此本书中涉及的起搏导线,除明确指出外,均指普通 6F 导线。

很多同仁为本书提供了病例资料,在此一并致谢:汉寿县人民医院李凯俊(病例 2),青岛大学附属医院李姗(病例 30),海南省人民医院景嘉灏、符学炜(病例 32),美国明尼苏达大学李华贵(病例 34)等。感谢湖南省人民医院张良、杨昭、胡泽彪、易静芬、杨华、王惠芳、刘丽萍、靖颖霞等同事在完善与推广临时心脏起搏技术的一路相伴。感谢中南大学湘雅医院钟巧青、常州市武进人民医院薛社亮在本书编写中的帮助!特别感谢宁乡市人民医院整形美容科主任贺斌为本书手绘系列插图!

　　书中有些问题尚有争议,或无定论。为了进一步提高本书的质量,以供再版时修改,因而诚恳地希望各位读者、专家提出宝贵意见。

刘猛

2022 年 1 月

目　录

第一章

走近临时心脏起搏

经静脉临时心脏起搏（temporary transvenous cardiac pacing），临床习惯简称临时起搏（图 1-1）。虽然名为临时起搏器植入（temporary pacemaker placement），但是临时起搏器在体外，需要植入的是电线（wire）。床旁安置目标位置通常是右心室内心尖部。电极的植入是临时起搏的关键技术。

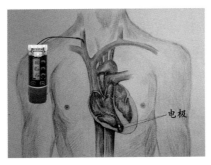

电极

图 1-1 经静脉临时心脏起搏示意图

一、心脏起搏的起源

1. 临床 John Alexander MacWilliam 最早建议经胸起搏治疗心脏停搏,并于 1889 年在 *British Medical Journal* 报道了他的人体实验:应用电脉冲刺激停搏的心脏,引起了心室的收缩,即 60～70 次/min 的脉冲刺激引起了 60～70 次/min 的心脏收缩。

Paul Zoll 在 1952 年在 *New England Journal of Medicine* 详细报道了 2 例成功的经胸壁起搏的病例:应用两个电极埋在胸壁皮下的穿刺针进行起搏。一例成功起搏 25 分钟,患者最终死亡(尸检发现大量心包积血——当年流行直接刺向心脏注射肾上腺素);另一例间断起搏 5 天,患者最终恢复稳定的自主心律存活,并且无神经损伤后遗症。

1959 年,Seymour Furman 与 John Schwedel 首先开展了经静脉临时起搏,经贵要静脉插入电极。

2. 起搏器 1926 年,麻醉与心脏病学的先驱 Mark C. Lidwill 在物理学家 Edgar H. Booth 的支持下,发明了起搏器。

1932 年,美国的生理学家 Albert Hyman 将他发明的起搏装置命名为人工起搏器(artificial pacemaker),沿用至今。

1957 年,因为一起停电事故,心脏外科医师 C. Waltson Lillehei 找到 Earl Bakken,询问他能不能设计一种由电池驱动的心脏起搏器。Earl Bakken 很快绘制出了起搏器的草图，在明尼苏达的某个车库内，不到4周就发明了第一台电池驱动、可穿戴的临时起搏器。

二、临时起搏的方式

经胸壁，经食管，经静脉右心、冠状静脉窦，经动脉左心、冠脉内，经胸壁穿刺心脏，开胸心外膜，微创前纵隔心外。

当下临床主要采用：经静脉右心起搏，经胸壁起搏。

1. 经胸壁起搏　除颤仪可自带经胸壁起搏的功能。早期经胸壁起搏的电流密度高，导致患者很痛苦。随着设备与方法改进，舒适度改善，但是清醒的患者可能仍需要镇定、镇痛。当前带起搏功能的除颤仪本身带有监护，可以按需起搏，并清楚显示心电图。经胸起搏特点是：非侵入性，安置快捷，不如经静脉起搏稳定、可靠，可引起疼痛不适，适用于特别紧急情况下使用，可作为临时或永久起搏的桥接治疗。

2. 经静脉临时心脏起搏　是目前临床常规应用的方案，也是通常所指的临时起搏。安置到位后，起搏稳定、可靠，患者通常无特殊不适。该操作为侵入性操作，有并发症风险。

3. 心外膜起搏 心外膜起搏使用特殊的细软导线,适合心外科开胸时放置。留置心外膜起搏电极是心外科心房颤动手术后,主动脉、二尖瓣、三尖瓣置换术后的常规。右房、右心室、左心室三腔起搏能够改善术后合并严重左心室功能不全的患者血流动力学参数(其中也有改善可能合并的左束支传导阻滞原因)。注意心外膜起搏可能导致 QRS 波增宽、QT 延长而出现 R–on–T 现象而诱发室性心动过速,起搏可靠性不如心内膜下起搏。

4. 食管起搏 适合于短时间超速起搏终止心动过速。起搏 30 分钟以上,<40mA 也可能损伤食管,因此持续的食管起搏要考虑到食管烧伤风险,以及是否行术后内镜检查。

5. 临时 – 永久起搏(temporary PPM) 使用主动固定的永久起搏导线,永久起搏器放体外。最初用于需要永久起搏,但是因某些原因,如感染不能将起搏器埋入皮下的情况。近年来预计需要较长时间临时起搏的患者,应用新型主动固定临时起搏导线显示更安全、有效。

第二章

临床应用

一、应用指征

临时起搏的指征可分为两大类，即急诊、择期（elective）。

禁忌证：作为控制心率的手段，无绝对禁忌。注意三尖瓣机械瓣置换后不宜经静脉右心室起搏。

临时起搏的指征尚无一致的推荐意见，大多数来自临床的经验而不是严格的临床对照研究。尽管经静脉临时心脏起搏有60多年的历史，但是极少有数据指导临床应用。植入的决定是医师根据经验权衡风险与获益的结果。既往电极植入不到位从而容易发生脱位与并发症，限制其应用。植入技术与电极的发展提高了安全性。近10年来，对于需要较长时间临时起搏的患者，临时－永久起搏证实安全、可行。经胸壁临时起搏，简单、迅速，适合应急过渡。

通常有永久起搏的适应证都是临时起搏的潜在指征。主要适应证是对有症状的心动过缓的心率支持,如房室传导阻滞(二度Ⅱ型房室传导阻滞、高度房室传导阻滞、三度房室传导阻滞)、病态窦房结综合征或窦性停搏;也可用于对快速心律失常的超速抑制。窦性心动过缓一般不需要急诊临时起搏。病态窦房结综合征伴有血流动力学不稳定(例如,心动过缓引起严重症状;伴有症状的长间期;心动过缓介导的恶性室性心律失常),则有急诊临时起搏的指征。

起搏方式的选择:①心动过缓所致的危急时刻,可先予以经胸壁起搏;②有永久起搏指征,并可以立即手术,直接永久起搏;③否则过渡到经静脉临时起搏,其中预计临时起搏时间较长,推荐临时 – 永久起搏。

心动过缓可分为两大类,即窦房结功能不全(sinus node dysfunction,SND)、房室传导阻滞。

(一)SND 临时起搏推荐

1. 持续性血流动力学不稳定,药物难以治疗,经静脉临时起搏是合理的,可增加心率并改善症状。直到永久起搏或心动过缓消失。

2. 症状严重或血流动力学异常,药物难以治疗,可以考虑经胸临时起搏以增加心率和改善症状。直到经静脉临时起搏或永久起搏安置,或心动过缓消失。

3.症状轻且不频发,无血流动力学异常,不推荐临时起搏。

临时起搏可以是经胸壁、经食管、经静脉方式。

SND 指征说明:①除了几个病例系列以及有纳入 SND 患者的 2 个随机对照研究外,并没有随机对照研究或观察性研究来明确经静脉临时起搏治疗 SND。总的来说,经静脉临时起搏是有效的,但是起搏本身也有一定并发症发生风险。②经胸壁起搏能有效起搏以提升心率与血压,改善症状。荟萃分析对于非停搏有症状的心动过缓,临界地降低病死率。清醒的患者要镇痛、镇定。有效的夺获要根据脉搏或动脉波形来确定。经胸起搏能够快速安置,以应对突发的心律失常。

(二)房室传导阻滞临时起搏推荐

1.对于与症状或血流动力学异常相关的二度或三度房室传导阻滞,药物难以治疗,临时经静脉起搏以增加心率和改善症状是合理的。

2.对于需要较长时间临时起搏的患者,优先选择主动固定电极的临时 – 永久起搏。

3.对于与症状或血流动力学异常相关的二度或三度房室传导阻滞,药物难以治疗,临时经静脉起搏或永久起搏前可以考虑经胸临时起搏。

（三）急性冠脉综合征临时起搏推荐

对于急性心肌梗死的患者,SND 或房室传导阻滞相关的症状或血流动力学异常,药物难以治疗,推荐临时起搏。

1. 经胸壁临时起搏指征　①对药物无反应的症状性心动过缓;②莫氏Ⅱ型以上高度房室传导阻滞;③新发左束支传导阻滞(left bundle-branch block,LBBB)和双束支传导阻滞;④右束支传导阻滞(right bundle-branch block,RBBB)或 LBBB 伴一度房室传导阻滞;⑤稳定的心动过缓并新近出现的 RBBB。

2. 经静脉临时起搏指征　①停搏;②对药物无反应的症状性心动过缓;③莫氏Ⅱ型以上房室传导阻滞;④新近出现的完全性左束支传导阻滞;⑤交替性束支传导阻滞;⑥ RBBB 或 LBBB 并一度房室传导阻滞;⑦考虑 RBBB 并左前或后分支不完全传导阻滞;⑧药物无效的室性心动过速进行超速抑制;⑨反复的窦性停搏(>3 秒)。

（四）非心脏手术有心动过缓风险时临时起搏推荐

1. 患者本身或手术原因,术中或围手术期有出现心动过缓高风险的患者,放置好经胸起搏贴片随时准备启动经胸壁起搏是合理的。

2. 基础心率低的老年人容易在手术中出现心动过缓。在非心脏手术,术中心动过缓主要归因于 SND,极少是传导阻滞加重。一些手术会引起阵发性心动过缓,如颈动脉内膜剥离或支架植入、胆囊胆道手术、腹腔镜气腹、腹腔灌洗、三叉神经支配区域手术。这种情况是否要经静脉临时起搏保护并未明确。

（五）急诊临时起搏推荐

1.心动过缓/房室传导阻滞伴有症状或血流动力学不稳定（包括低血压、精神状态改变、心绞痛、肺水肿）。

2.严重的病态窦房结综合征伴停搏（>3秒）和晕厥。

3.心室静止归因于莫氏Ⅱ型以上房室传导阻滞。

4.尖端扭转性室性心动过速（超速抑制）。

5.反复的单形性室性心动过速（超速抑制）。可能加重室性心动过速，甚至导致心室颤动。

6.不稳定的阵发性室上性心动过速（超速抑制）。超速抑制建议用于药物和电复律失败之后。

二、急诊起搏

在很多急诊的情况下，临时起搏指征通常是显而易见的。

（一）窦性心动过缓

窦性心动过缓罕见有必要急诊起搏。临时起搏通常是预计有停搏的危险，或者考虑有 SND 相关症状。

病例1

66 岁男性，因"胸闷 2 天，晕厥 1 次"入急诊。体格检查示心率 37 次 /min（图 2-1，图 2-2），血压 115/60mmHg。cTnI 0.56ng/ml（参考范围 <0.023ng/ml）。诊断为非 ST 段抬高心肌梗死（non-ST segment elevation myocardial infarction，NSTEMI）。7 天后冠脉造影示多支多处严重狭窄病变，回旋支植入支架 1 枚。

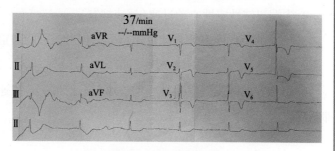

图 2-1　急诊心电图

显著的窦性心动过缓，也有可能是房性逸搏心律。

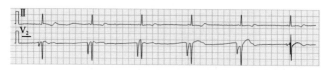

图 2-2　电极经过心房的腔内图

V_2 接导线负极。每个 QRS 波前看到明显的 P 波，PR 间期 >0.12 秒，进一步支持窦性心律。

本例有晕厥发作,起搏主要目的是防止停搏及阿–斯综合征。患者在急诊时,初始起搏频率设置为 45 次 /min(图 2-3),随后设定为 50 次 /min。常规 50～70 次 /min,调整到患者较舒适为度。心室起搏,失去房室协调,因此会降低心排血量——70 次 /min 的心室起搏可能并不优于 40 次 /min 的窦性心律。能维持血流动力学稳定的前提下,设置较低的起搏频率,以期释出更多窦性 / 房性心律是合理的。

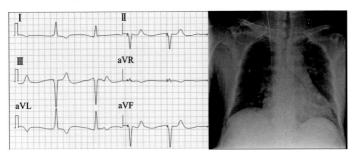

图 2-3　起搏心电图及术后胸部 X 线片

起搏频率 45 次 /min,起搏心电图及胸片均提示右室心尖部起搏。

值得注意的是,对于急性心肌梗死,早期应聚焦于改善预后的再灌注治疗,而不是心率支持手段的临时起搏。

（二）窦性停搏

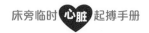

病例 2

　　中年男性，因"胸闷 2 小时"急诊入院。入院后因心律失常（图 2-4）出现意识障碍，血压测不出。床旁临时起搏后（图 2-5），患者意识恢复，生命体征平稳。随后确诊为急性心肌梗死，并最终康复出院。

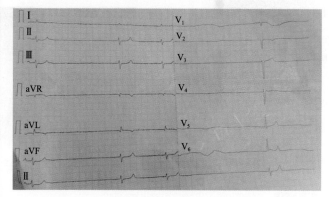

图 2-4　心电图示：窦性停搏，交界性逸搏心律

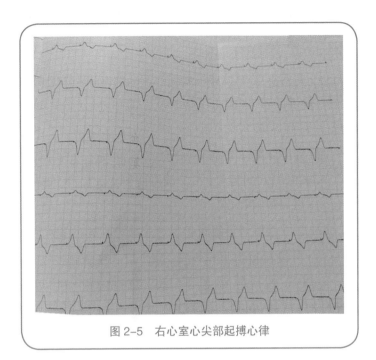

图 2-5　右心室心尖部起搏心律

　　及时临时起搏维持生命体征,患者才有进一步诊治或转运机会。

　　(三)房室传导阻滞

　　1. 一度房室传导阻滞　P 波 1∶1 房室传导,PR 间期>200 毫秒。严重的一度房室传导阻滞(如 PR 间期>300 毫秒)则可能失去房室顺序协同性收缩,导致肺动脉楔压增高,出现乏力或活动后气促症状——"假性起搏器综合征"。

　　单纯一度房室传导阻滞并不是临时起搏的指征。

2. 二度房室传导阻滞 P 波频率稳定（<100 次 /min），有房室传导，但不是 1：1。

（1）莫氏 I 型：P 波频率稳定（<100 次 /min），伴周期性单个 P 波不下传，同时未下传 P 波之前和之后的 PR 间期不等。

（2）莫氏 II 型：P 波频率稳定（<100 次 /min），伴周期性单个 P 波不下传，同时未下传 P 波之前和之后的 PR 间期相等（2：1 房室传导阻滞除外）。

（3）2：1 房室传导阻滞：P 波频率稳定或室相性窦性心律不齐（<100 次 /min），P 波每隔 1 个下传到心室。

3. 高 度 房 室 传 导 阻 滞（high-grade, high-degree, advanced atrioventricular block） 连续 ≥ 2 个正常频率 P 波未下传，但又不是完全没有房室传导。这说明阻滞位置低。高度房室传导阻滞一般应考虑房室束（His bundle）及以下阻滞，应予以起搏。

病例 3

3 岁患儿入急诊，家属诉"感冒"，查心电图（图 2-6）。患儿入院不久，出现血氧饱和度下降、发绀，立即予以临时起搏（图 2-7）。几天后恢复窦性心律（图 2-8），1 周后完全康复出院。

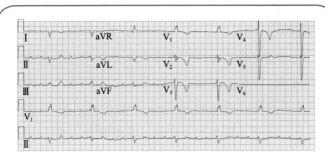

图2-6 高度房室传导阻滞

P波与QRS波为固定4：1关系，并非完全没有关系。很多心电图医师习惯报告为三度房室传导阻滞。

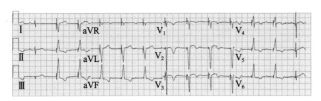

图2-7 室间隔部起搏

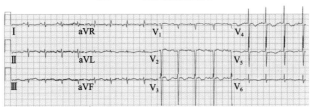

图2-8 恢复窦性心律

病例 4

52 岁男性患者,1 个月前晕厥一次,医院检查未明确病因。再发生晕厥后立即在当地就诊,予以异丙肾上腺素维持心率约 40 次 /min,仍伴呼吸困难、头晕等不适。遂转上级医院。急诊入院时监护心率 24 次 /min(图 2-9),血压 60/40mmHg,意识模糊,发绀。予药物治疗,同时准备临时起搏。起搏后(图 2-10)患者呼吸困难立即缓解。

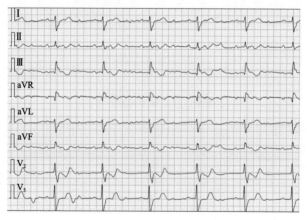

图 2-9　起搏前心电图

P 波与 QRS 波有规律的 3:1,为高度房室传导阻滞。此时患者神志清楚。

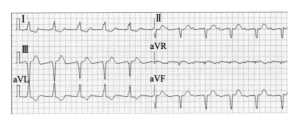

图 2-10　起搏后心电图

病例 5

81 岁男性患者,因"阵发性胸痛伴胸闷半天"入急诊。查 cTnI(−),BNP 2794pg/ml。心电图示 2∶1 房室传导阻滞伴心室率 41 次/min(图 2-11),随后变为三度房室传导阻滞(图 2-12)。予抗栓治疗及床旁临时起搏后,症状缓解。10 天后冠脉造影示冠脉多支多处严重狭窄。

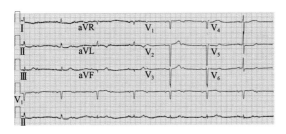

图 2-11　2∶1 房室传导阻滞

P 波恒定,隔 1 个下传。心室率 41 次/min。

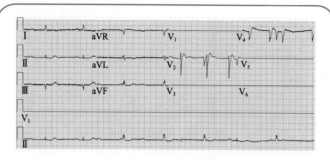

图 2-12　三度房室传导阻滞

在腔内图引导（V₂负极、V₄正极）下植入起搏电极时记录到三度房室传导阻滞。

起搏目的：可以调整心率试图改善症状，防止停搏（首要目的）。

4. 三度房室传导阻滞　无房室传导的证据。

病例6

　　64 岁男性患者，既往体健，因"腹痛"来医院，突然倒在电梯间。目击者立即予以持续胸外按压，随后转往急诊复苏室。经过 40 分钟心肺复苏与 2 次电除颤，恢复心搏。心电监护示三度房室传导阻滞。随即"盲插法"经左锁骨下静脉急诊临时心脏起搏。起搏后（图2-13）病情稳定。永久起搏器植入后出院。

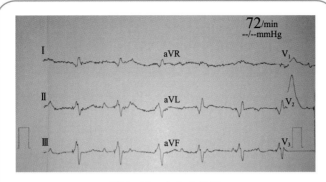

图 2-13　右心室起搏

P 波规律，但无下传——与 QRS 波完全无关系。

病例 7

　　50 岁女性患者，因"发作性头晕 1 年"于某医院癫痫门诊就诊。专科排查非神经病变，建议转心血管内科。心血管内科就诊，查心电图（图 2-14）。7 天后，患者突发晕厥，伴大、小便失禁，就近急诊查心电图（图 2-15）后立即转院。急诊入院时精神差，端坐呼吸。60°半卧位下，予以床旁经静脉临时起搏。起搏后（图 2-16），患者立即精神好转，呼吸困难缓解，可以平卧。

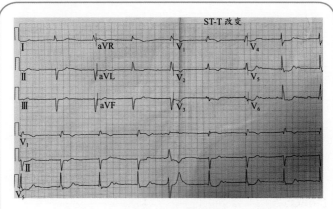

图 2-14　首诊心电图

　　心电图报告：多源房性心律，三度房室传导阻滞，交界性逸搏，偶发室性期前收缩，心率 48 次 /min。

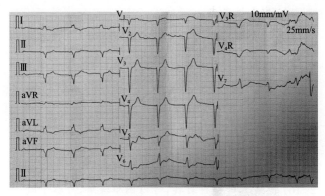

图 2-15　晕厥后就近于急诊查心电图

　　心电图报告：加速性室性心律，室性期前收缩。心率 62 次 /min。

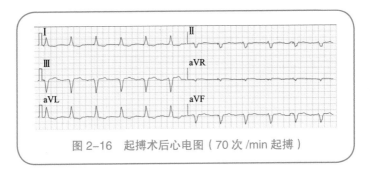

图 2-16　起搏术后心电图（70 次 /min 起搏）

室性心律（包括心室起搏），心排血量取决于心室舒缩。过快或过慢的心率都能降低心排血量。

病例 8

32 岁女性患者，诉"感冒"2 天就诊，诊断为病毒性心肌炎。窦性心律，一直稳定。监护几次，缓慢性心律失常一闪而过。立即与患者签署知情同意书，拟行腔内图引导下临时起搏（图 2-17，图 2-18）。

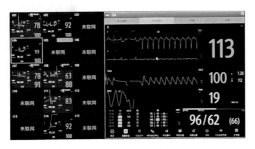

图 2-17　心电监护显示快慢心律交替

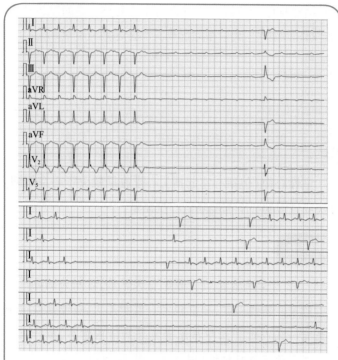

图 2–18　窦性心动过速与阵发性三度房室传导阻滞交替

截取了 7 段传导阻滞并心室静止发作图。在行临时起搏安置术的过程中，这样的停搏约 25 段，最长停搏 8 秒。

　　患者并无意识丧失 / 晕厥发作，但是极度不适，躁动不安，难以配合穿刺。而窦性心动过速又导致颈内静脉塌陷。患者一度血氧饱和度下降，呼吸困难，双肺满布湿啰音。体外膜肺氧合（extracorporeal membrane oxygenerator，ECMO）与呼吸治疗均已准备好。及时成功床旁起搏。患者情况很快稳定（图 2-19），3 天后撤除起搏。1 周后完全康复出院。

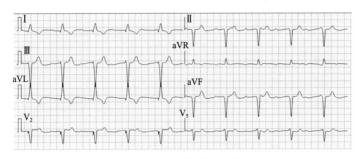

图 2-19　起搏后心电图

60 次 /min 起搏后，心率稳定，窦性心动过速也随之消失。

病例 9

　　61 岁女性患者，服用中草药 1 天，因"头晕、晕厥 3 小时"入院。查 cTnI（－），BNP 375pg/ml。考虑为乌头碱中毒，予以阿托品治疗，窦性心率 90～100 次 /min。考虑有晕厥症状，稳妥起见，还是决定临时起搏保护（图 2-20）。

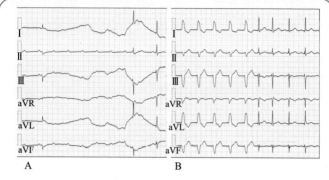

图 2-20　起搏前后心电图

　　A. 刚接好肢体电极，三度房室传导阻滞发作；B. 起搏与窦性心律交替。

5. 逸搏

病例 10

　　77 岁男性患者，因"恶心、呕吐 1 天，出现乏力、胸闷、气促"入急诊。体格检查示血压 153/63mmHg，呼吸 27 次 /min。心电图示逸搏心律（图 2-21）。床旁血气生化示 pH 7.34，PCO_2 23mmHg，HCO_3^- 12.4mmol/L，Na^+ 129mmol/L，K^+ 6.1mmol/L，GLU 24.3mmol/L，Lac 7.6mmol/L。初步诊断为糖尿病酮症酸中毒并电解质紊乱。

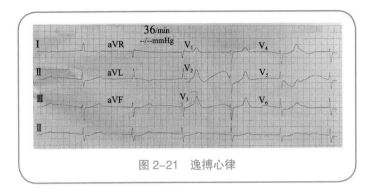

图 2-21　逸搏心律

因血压不低,能维持循环,考虑心律失常与内环境紊乱,特别是与高钾有关。并未急于临时起搏。予以快速补液及胰岛素,约 20 分钟后恢复窦性心律。

逸搏常见于三度房室传导阻滞,如病例 7。

（四）复杂的恶性心律失常

快慢综合征(Tachy-Brady syndrome):是对有症状的窦房结功能障碍(sinus node dysfunction,SND)亚型的描述——既有快速心率(通常是心房颤动),又有缓慢的窦性心律或暂停(pauses)。最常见的损害症状是反复晕厥或晕厥前状态——继发于阵发性房性心动过速(典型为心房颤动)终止后的短暂的停搏。这种心律失常是一个正在研究的领域,与 SND 及心房颤动病理生理相关,但是机制不完全明确。

病例 11

　　中年女性患者，因"反复头部摔伤"于外科就诊。常规查心电图（图 2-22）后，心电图室值班医师启动危急值报告制度，将患者送到抢救室。术前记录到了心动过速与心房颤动（图 2-23）。考虑为伴晕厥的缓慢性心律失常，立即行腔内图引导下临时起搏（图 2-24）。临时起搏联合 β 受体阻滞剂，实现对心率的绝对控制（图 2-25）。

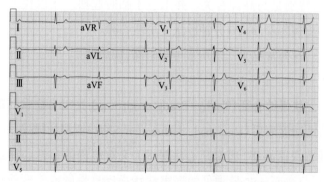

图 2-22　窄 QRS 波心动过缓，心率 40 次 /min

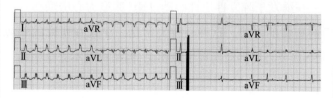

图 2-23　窄 QRS 波心动过速、心房颤动

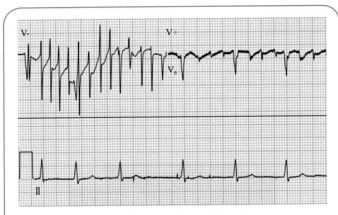

图 2-24　电极进心房时腔内图

　　正极接近心房，负极进入心房。高振幅 P 波提示新发心房颤动。P 波频率（约 350 次 /min）介于心房扑动和心房颤动之间。通过腔内图，体表心电图就容易理解。P 波 2∶1 下传，表现为心房扑动，否则为心房颤动。图 2-22 则考虑心房颤动合并三度房室传导阻滞：第 1、3、5、6、7 QRS 波为逸搏。

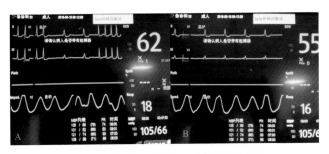

图 2-25　临时起搏联合 β 受体阻滞剂

　　A. 起搏后仍有快速心律失常发作；B. 联合 β 受体阻滞剂控制心率。

病例 12

66岁男性患者,因"阵发性上腹钝痛7小时"入急诊。既往有心肌梗死病史。到急诊室约15分钟,患者突感意识丧失。床旁心电监护提示逸搏与室性心动过速交替(图2-26)。

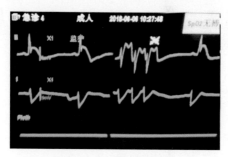

图2-26 心电监护照片

未见P波,QRS波宽大、畸形,形态相似,室性心动过速与逸搏交替。

立即予以经静脉临时起搏,同时准备好500mg艾司洛尔。起搏的同时,静脉推注100mg,继以200mg/h泵入。患者心率立即稳定(图2-27),神志转清。

立即启动胸痛绿色通路,行急诊冠脉造影:多支多处狭窄,但并未找到罪犯血管,考虑本次事件为心肌桥/冠脉痉挛引起。

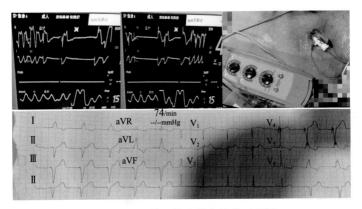

图 2-27 恶性心律失常急诊临时起搏

　　监护示恶性心律失常。情况紧急,左锁骨下穿刺植入。起搏后心电图:前 5 个与最后 2 个 QRS 波为起搏夺获,显示右心室心尖部起搏;中间 5 个为窦性心率,可以看出 Ⅱ、aVF 以及胸导联并无 ST 段抬高。V_3 电极脱落。艾司洛尔使得心率快不了,临时起搏保障心率慢不成。

病例 13

　　53 岁男性患者,因"黄疸及可疑黑便"入院,生命体征平稳。无征兆突发意识丧失,4 分钟内各种心律失常(图 2-28,图 2-29)。心肺复苏团队就位。先予以临时起搏,同时静脉用 β 受体阻滞剂。患者生命体征稳定(图 2-30)。

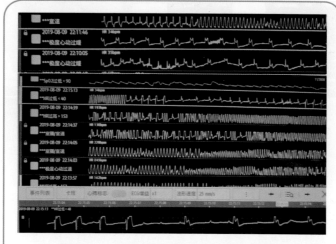

图 2-28 回顾拍取监护，可见各种心律失常

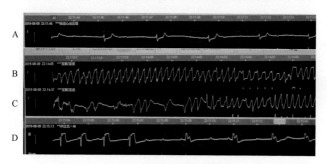

图 2-29 典型心律失常片段

A.26 次 /min 的逸搏心律；B. 宽 QRS 波心动过速；C. 加速室性逸搏与室性心动过速；D. 有明显的三度房室传导阻滞。

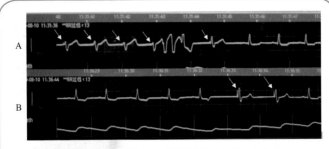

图 2-30 起搏联合 β 受体阻滞剂下心电监护

监护Ⅲ导联；A. 有室性心动过速发作的倾向，在足量 β 受体阻滞剂作用下，再无室性心动过速发作；B. 心动过缓时，会有起搏刺激。箭头指向起搏信号。

最终入院诊断为胰腺癌并梗阻性黄疸，介入下引流解除了梗阻性黄疸后，心律逐渐稳定，心血管内科冠脉造影等系列检查未见异常。

（五）ECMO 与临时起搏

少即多（less is more）：在 VA-ECMO 支持下，对于房室传导阻滞、逸搏等低心率，临时起搏提高心率并无获益；而作为侵入性操作，增加出血、感染等风险。

VA-ECMO 下，经静脉临时起搏获益：①防治心室静止，以维持瓣膜开合；②联合 β 受体阻滞剂，维持较低的心室率，加快心脏康复。心脏的做功与血压、心率呈正相关。ECMO 调节下，血压不变，降低心率即让心脏更多休息。

病例 14

　　41 岁女性患者,暴发性心肌炎,ECMO 支持 3 天,仍有反复心室停搏,需间断胸外按压,给予异丙肾上腺素则心动过速。判断预后差。停用异丙肾上腺素,临时起搏联合艾司洛尔维持低心率(图 2-31)。同时,加大 ECMO 流量以维持血压。3 天后撤除 ECMO,2 周后康复出院。

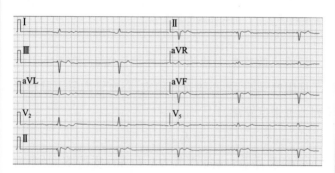

图 2-31　心率 30 次 /min,右室心尖部起搏心律

病例 15

　　18 岁女性患者,暴发性心肌炎、心源性休克、恶性心律失常(图 2-32A)。入院后患者很快心搏骤停,心肺复苏的同时予以呼吸机、ECMO 支持。ECMO

支持后心搏恢复,仍有持续的室性心动过速发作(图2-32B)。予以艾司洛尔200mg/h,控制室性心率。ECMO上机7小时后,突发心室静止(图2-32D,图2-33)。

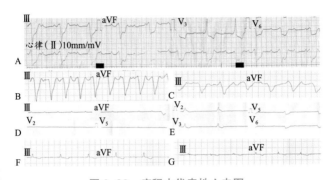

图 2-32 病程中代表性心电图

A.院前三度AVB伴室性逸搏。ECMO支持后心电图:B.室性心动过速;C.加速性室性逸搏;D.三度AVB伴心室静止:有P波,无QRS波;E.临时心脏起搏联合艾司洛尔控制心室率35次/min;F.交界性逸搏心律;G.恢复窦性心律。

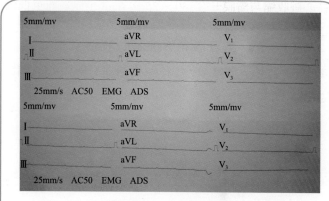

图 2-33　心室静止图

午夜，守护的医师在30分钟内做了3次心电图确认——持续心室静止。

随即予以临时起搏。最终予以临时心脏起搏并艾司洛尔，控制心室率35次/min（图2-32E，图2-34）。艾司洛尔剂量20～200mg/h维持，停用仍有室性加速心律出现（图2-32C）。这样经过2天后出现交界性心律（图2-32F），随后恢复窦性心率（图2-32G）。ECMO支持5天后撤除。2周后完全康复出院。

β受体阻滞剂的应用，可以解决包括南北综合征（competitive flow syndrome）、撤机等诸多ECMO管理的难题。

ECMO常规已经充分抗凝，暂时的心室静止可能没有影响，长时间则必然出现肺循环血栓。起搏的目的主要是维持心脏收缩与瓣膜开合,30～35 次 /min 足以。而更低的心率,更少的心脏做功,有利于心脏恢复。

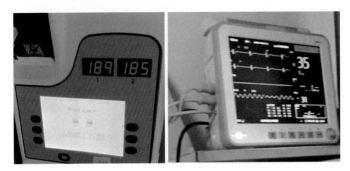

图 2-34　抗凝监测与心电监护

ECMO 常规 ACT 监测下抗凝, 35 次 /min 的心率足以维持心脏收缩与瓣膜开合（最开始设置的为 30 次 /min, 上级查房后认为太低, 遂改为 35 次 /min）。

病例 16

6 岁患儿,心搏骤停 ECMO 上机后,由于心室持续静止,心腔内血栓形成(图 2-35A)。

病例 17

27 岁男性患者,心搏骤停 ECMO 上机后,由于心室静止一段时间,心腔内血栓开始形成(图 2-35B)。

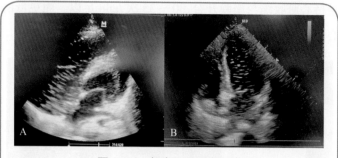

图 2-35　超声下心腔内血栓

A. 心室静止，胸外按压后，超声探查心腔血栓声像；
B. 左心室血栓形成前兆，左心房血栓及右心房血凝块。

病例 18

　　15 岁女性患者，因"胸闷、乏力 3 天，晕厥 5 分钟"入院。体格检查示血压 60/30mmHg，心率 30 次 /min，面色苍白，神志尚清楚。初步诊断为暴发性心肌炎、心源性休克、三度房室传导阻滞（图 2-36）。予以去甲肾上腺素维持。ECMO 小组评估有上机指征，仍需时间与家属充分沟通。先予以临时起搏（图 2-37）。

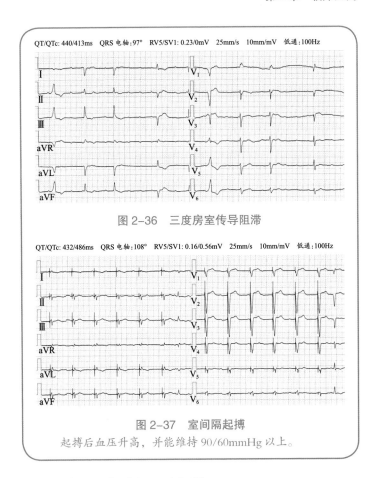

QT/QTc: 440/413ms　QRS 电轴:97°　RV5/SV1: 0.23/0mV　25mm/s　10mm/mV　低通:100Hz

图 2-36　三度房室传导阻滞

QT/QTc: 432/486ms　QRS 电轴:108°　RV5/SV1: 0.16/0.56mV　25mm/s　10mm/mV　低通:100Hz

图 2-37　室间隔起搏

起搏后血压升高,并能维持 90/60mmHg 以上。

（六）心肺复苏与临时起搏

心肺复苏中出现急性缓慢性心律失常,起搏有益;在心室静止（cardiac arrest）心肺复苏中,经胸壁临时起搏并未改善结局,但是夺获心脏并维持循环一段时间是有可能的。

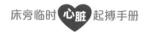

如何利用这额外的时间,运用其他有效手段,才能改善最终预后。

J. Douglas White 等在 1985 年报道了 48 例心室静止患者经胸壁起搏,虽然最终无一例存活,但是 48% 夺获心脏,33% 引起心脏机械收缩。随后 3 项随机对照研究均未证明经胸壁起搏能改善预后。因此,除急性缓慢性心律失常发展而来的心室静止外,2010 年 AHA 心肺复苏指南不推荐心室静止常规起搏。2015 年指南直接引用 2010 年指南,不推荐起搏。2020 年 AHA 心肺复苏指南更新:家族性长 QT 出现多形性宽 QRS 波心动过速可以考虑起搏;多形性宽 QRS 波心动过速伴心动过缓或看起来由停搏诱发,也可以考虑起搏。

分析 2010 年心肺复苏指南引用的 3 项随机对照研究:研究对象均为心搏骤停、心室静止的患者,每项研究起搏组的存活率都高于对照组,但是均无统计学差异。将 3 项研究荟萃分析,分析存活率(表 2-1),起搏组 24 人(5%)生存,对照组 15 人(3%)生存。因此,虽然指南不推荐心脏停搏常规起搏,但是临时起搏并不是禁忌,仍然可能挽救生命。

至今并没有经静脉临时起搏在心肺复苏中的对照研究。急诊经典教材依然在心肌梗死这一章中,推荐心室静止予以经静脉临时起搏。

表 2-1 经胸壁起搏在心肺复苏中应用的 3 项随机对照研究

年份	杂志	起搏组			对照组		
		入组人数	复苏成功人数	存活人数	入组人数	复苏成功人数	存活人数
1987	*Circulation*	101/65	20	6	101	19	4
1988	*Annals of Emergency Medicine*	103	22 (21.4%)	7 (6.8%)	136	28 (20.6%)	6 (4.4%)
1993	*The New England Journal of Medicine*	278/112	22 (8%)	11 (4%)	259	21 (8%)	5 (2%)

Greissman 等在 1995 年报道了 4 例急性心肌病（3 例考虑为病毒性心肌炎）心搏骤停、心室静止的患者中，经静脉临时起搏全部夺获心脏并维持循环 10～60 分钟，并预测争取到的额外时间可能为其他治疗争取了机会。现在，如果同样的患者可以先予经静脉临时起搏维持循环一段时间，有脉搏、不用持续心肺复苏的情况下，将易化 ECMO 装机。

对于心搏骤停，及时、持续高质量的胸外按压，及时的除颤，以及呼吸支持是首要任务。因此，不建议因临时起搏妨碍这些措施。

在已行气管插管机械通气、持续胸外按压等措施安排妥当后，复苏未果的情况下，试予经静脉临时起搏并无不妥，并发症极低。总之，此时获益机会小，风险几乎没有。

病例 19

中年男性患者，因"进入新装修的房间后咽喉不适 2 小时"入急诊，在诊治过程中突然倒地。持续心肺复苏 45 分钟，第 6 次除颤后（图 2-38）短暂恢复心律，随即室性心动过速、心室颤动。长时间复苏，患者出现皮肤花斑（图 2-39）。

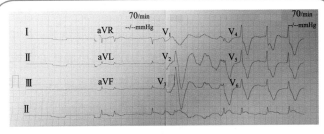

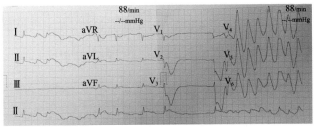

图 2-38　除颤后心电图

电除颤是成功的——心电图呈直线。随后逸搏心律短暂出现，室性心动过速接踵而来。

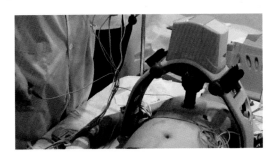

图 2-39　心肺复苏 45 分钟的抢救现场

气管插管机械通气，自动胸外按压。躯干皮肤呈现广泛的瘀斑。

　　复苏到 45 分钟时,准备开始临时起搏。经锁骨下穿刺,穿刺时胸外按压暂停约 10 秒,送入导丝继续按压。5 分钟安置完成后,心电监护示心室夺获,并用超声确认心脏机械收缩。试暂停起搏,结果立即出现室性心动过速、心室颤动。第 7 次除颤后,再次起搏夺获。设置 80 次 /min 的频率,可以维持血压 90/60mmHg,瞳孔散大、固定。心血管内科会诊后,决定送导管室。约 30 分钟,安置了 IABP,并完成犯罪血管的球囊扩张(图 2–40)。随后恢复窦性心律。

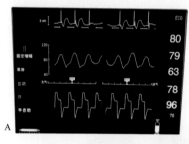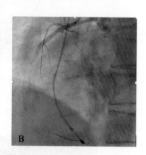

图 2–40　导管室内手术

　　A. IABP 界面,80 次 /min 紧急起搏模式;B. 冠脉造影示右冠主干闭塞,临时起搏电极在右心室。

　　28 天后,患者在 ICU 苏醒。4 个月后无神经损害,完全康复,从康复科出院。

病例 20

老年男性患者,慢性肾脏病(chronic kidney disease,CKD)5级,长期血透,120急救车将患者送到急诊室时心搏已停止。心肺复苏10多分钟后出现30次/min左右逸搏心律,暂停心肺复苏,立即行经静脉临时心脏起搏。起搏夺获心脏,并可以维持血压(图2-41)。床旁血气生化示 K^+ 9.6mmol/L。

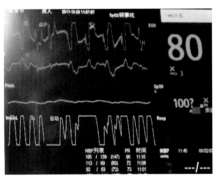

图2-41　起搏时心电监护

起搏维持循环约30分钟后,不能再夺获心脏。继续心肺复苏。期间因血透瘘管不能再用,植入临时血透管后床旁血液净化(图2-42)。再次持续心肺复苏180多分钟后,患者恢复自主心律,循环稳定。次日,拔除气管插管。确认无神经损害后出院。

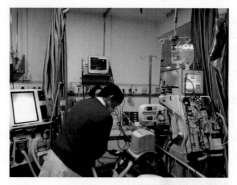

图 2-42　心肺复苏单元

自动胸外按压、机械通气支持下，心电、无创血流动力监测下，床旁血液净化。

三、超速起搏

2020 年 AHA 心肺复苏指南更新：家族性长 QT 出现宽 QRS 波多形性心动过速可以考虑起搏；宽 QRS 波多形性心动过速伴心动过缓或看起来由停搏诱发，也可以考虑起搏。某些手术需要控制性低血压，可予以心房高频起搏。

病例 21

老年男性患者，经多家医院转诊后到急诊室。既往有硅肺病史。诊断为心律失常（阵发性室上性心动过速）、心力衰竭、呼吸衰竭（硅肺）。在呼吸机支持下，仍有呼吸困难(图2-43)。有血流动力学不稳定,首选快速电复律。患者清醒,电击需要镇定、镇痛。镇定增加气管插管的风险。权衡利弊,并与患方沟通后,选取心房超速起搏抑制(图2-44,图2-45)。转复窦性心律后(图2-46),患者症状迅速缓解,可以平卧。次日出院。

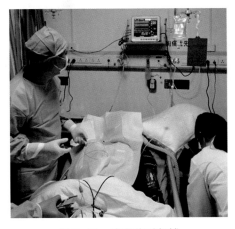

图2-43 床旁临时起搏

面罩无创呼吸机辅助通气,50° 半卧位。右锁骨下穿刺,植入电极。

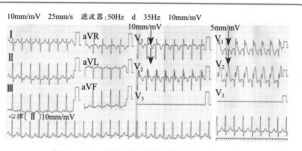

图 2-44　床旁腔内图定位电极在心房

　　V_1 接正极，V_2 接负极，起搏电极在心房，P 波明显。箭头所指为 P 波。

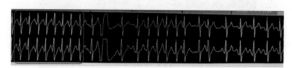

图 2-45　超速抑制

　　框内为 240 次 /min 心房起搏，突然中止，短暂不稳定心律后转为窦性心律。

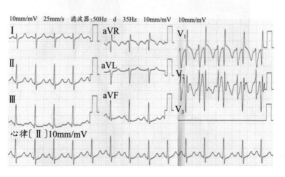

图 2-46　复律后

　　V_1 接正极，V_2 接负极，起搏电极仍在心房。

病例 22

　　54 岁女性患者,因"胸闷、气促"于外院就诊,心电图示室性心动过速,以利多卡因、胺碘酮、美托洛尔、艾司洛尔等药物治疗 1 天无效,出现血压低,遂电复律可以转复窦性心律,但是不久室性心动过速再发,遂转院至急诊,查心电图(图 2-47)。临时起搏植入到心房可见房室分离心律(图 2-48),而心房超速起搏并未下传。遂将电极植入到右心室。

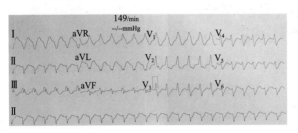

图 2-47 入院心电图

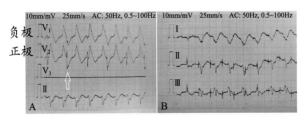

图 2-48 房室分离心律(isorhythmic dissociation)

　　A. 腔内图:电极在心房,箭头所指 P 波与 QRS 完全不相关;B. 心房起搏无法下传夺获心室。

随后患者心率增快,血压下降(图 2-49A)。拟行心室超速起搏前,予艾司洛尔 50mg,以预防超速起搏诱发心室颤动。结果发现,给予艾司洛尔后心率下降,血压反而升高(图 2-49B)。次日转到心血管内科,室性心动过速仍然持续,心室超速起搏可见拖曳现象(图 2-50),并未复律。予艾司洛尔静脉推注,一度导致患者出现胸闷症状,仍未复律。之后,美托洛尔 50mg 口服后复律。美托洛尔维持下,未再发作室性心动过速。

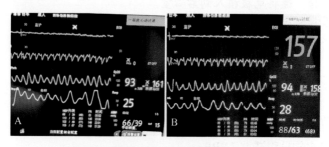

图 2-49　心电监护

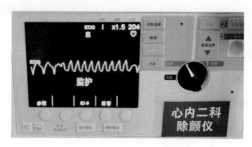

图 2-50　心室超速起搏

中间高频 QRS 波为起搏心律,前后为固有室速。最初以

超过自身频率 20 次 /min 起搏，随后改用更高频率起搏均可夺获。起搏中止，室速再现。

心室超速起搏应该慎重：可能加重室性心动过速，甚至导致心室颤动。

四、择期起搏

心脏手术很多需要临时起搏保护，某些非心脏手术也常常应用经静脉临时心脏起搏保护。

非心脏手术择期经静脉临时起搏指征：

1. 手术可能导致心动过缓。

2. 全身麻醉　①二度以上房室传导阻滞；②间断房室传导阻滞；③一度房室传导阻滞并双束支传导阻滞；④一度房室传导阻滞并 LBBB。

临床中常见的情况是，患者心率低于 50 次 /min，考虑SND，特别是对阿托品不敏感，麻醉医师评估麻醉风险太高。全身麻醉可以导致心动过缓，一些手术也会引起阵发性心动过缓，通常会邀请心血管内科会诊，以决定是否临时起搏术中保护。

病例 23

72 岁男性患者,胃癌手术前安置临时起搏。患者平日并无心动过缓相关症状,动态心电图示平均心率 50 次 /min。临时起搏术前心电图(图 2-51)示心率 38 次 /min。常规右室心尖部 VVI 起搏(图 2-52)。

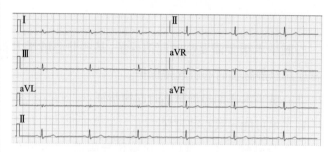

图 2-51　临时起搏术前心电图

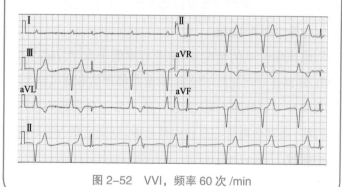

图 2-52　VVI,频率 60 次 /min

目前并没有相关的证据来确定非心脏外科手术保护性

起搏的指征,需要对手术中出现极度心动过缓风险与起搏植入的风险进行权衡。所以,临时起搏安置术者的技术水平也在权衡之中。

以病例23为例,60次/min心室起搏并不比38次/min窦性心律的血压更高。所以,外科手术中维持窦性心律更好。因此,将起搏频率初始设置较低(如45次/min)以释出窦性心律是合理的,可根据情况,调高频率以维持血压。有些患者60次/min心室起搏反而感到不适,上调起搏频率,症状加重,血压下降。临时起搏的目的是术中保护,应尽早拔除以降低风险。

外科手术有心动过缓风险的另一个预案:提前贴好电极片,随时快速经胸壁起搏。

临时起搏在急诊通常是暂时或过渡性措施。应积极寻找病因及可逆因素,如高血钾、β受体阻滞剂或非二氢吡啶类钙通道阻滞剂过量、中毒、心肌缺血、甲状腺功能减退等病因。关于考虑永久起搏器植入,美国一项回顾性研究显示,36万余例患者经静脉临时起搏后,27.7%进行了冠脉血运重建,37.9%随后植入永久起搏器;芬兰一项研究显示,4546例患者经静脉临时起搏后,64.2%最终植入了永久起搏器。

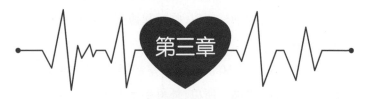

心电图的本质

心电图机的本质——测量电压的仪器。与万用表一样，测量两端之间的电压。

一、心电图的起源

心电图由荷兰医师威廉·埃因托芬（Willem Einthoven）在 100 年前创设。

最初的心电图（图 3-1），后来称为 I 导联。这是一个电压变化的动态图。电压的变化源于心脏电活动，因此称为心电图。

一个点，称电势（φ）。两点之间才形成电压，即为两点间的电势差，单位是伏特（Volt，V）。相对于 0 的电势差，也称为该点的电势，单位为 V。

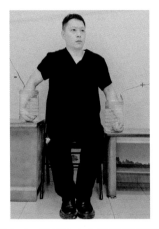

图 3-1 最初的心电图测量示意图

1903 年心电图检查：双上肢浸在浓盐水中以充分导电。机器测量时，以右臂为参照，左臂相对右臂的电压变化，即右臂为负极（－），左臂为正极（＋）。本图片根据埃因托芬论文描叙拍摄。当时患者在医院，通过电话线连接到距医院 1.5km 的实验室内心电图机进行测量。

心电图机原理：以负极作为参照，动态测量正极的电压（图 3-2），即电压 = φ 正极 － φ 负极（图 3-3）。

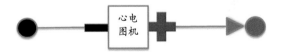

图 3-2 心电图机的工作原理

机器两端分别连接负极、正极。心电图机测量的是这两端之间的电压。以负极为参照，正极相对于负极的电压变化图，即心电图。

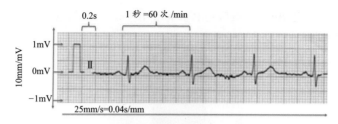

图 3-3　心电图的计量单位

　　纵轴是电压，　　是标尺，代表 1mV；横轴为时间，走纸速度常规是 25mm/s。

　　人体任何两点/部位均可组成一个导联。如临时起搏导线电极之间（图 3-4）、食管调搏导线或电生理标测导管上的电极之间，任意两电极即可以组成一个导联。埋藏于皮下的长程心电监测器也是两端为电极的心电图机。

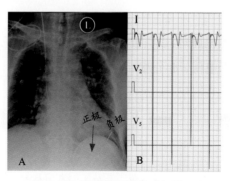

图 3-4　临时起搏器的感知原理

　　A. 箭头所指起搏导线的两个电极，组成一个导联；B. 导联对应的心电图。

心电图机正、负极连接不同部位(表 3-1),得到不同的导联(lead)。

表 3-1　电极(electrode)名称

电极名称	美国		欧洲	
	缩写	全称	缩写	全称
右臂	RA	right arm	R	right arm
左臂	LA	left arm	L	left arm
左腿	LL	left leg	F	left leg
右腿／地线	RL	right leg	N	neutral
胸部	V	voltage	C	chest

注:RL/N 是地线,不是任何导联中的电极。

二、标准导联

威廉·埃因托芬(Willem Einthoven)提出了心电图标准,应用了 3 个电极(左臂、右臂、左下肢),规定了 3 个导联(Ⅰ、Ⅱ、Ⅲ,图 3-5),即标准导联。

埃因托芬三角(Einthoven's triangle)对心电图导联的规定:①Ⅰ导联:LA(正极)相对 RA(负极)电压的变化,即 Ⅰ=φLA−φRA;②Ⅱ导联:RA(正极)相对 LL(负极)电压的变化,即 Ⅱ = φRA−φLL;③Ⅲ导联:LA(正极)相对LL(负极)电压的变化,即Ⅲ = φLA−φLL(图3-6)。

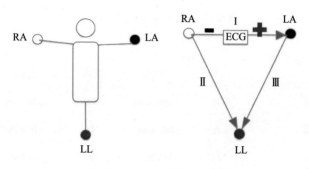

图3-5　3个电极与3对导联

Ⅰ导联正极为LA,　Ⅱ、Ⅲ导联正极均为LL。

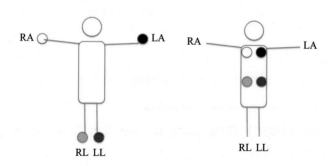

图3-6　心电监护与心电图机

心电监护和心电图机本质一样,只不过将肢体电极移到躯干。将肢体电极片贴在相应肢体的位置,就和标准心电图机图形的相同。

Lewis 与 Fontaine 导联：改变电极的位置，可放大心脏的电活动（图 3-7）。

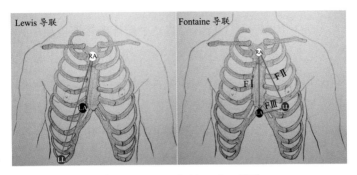

图 3-7　Lewis 与 Fontaine 导联

Lewis 导联，将 RA 置于胸骨柄，LA 置于第 5 肋间胸骨右缘，LL 置于右侧季肋区。Lewis 可以"放大"心房的电活动，从而使得心房扑动的 F 波和心房颤动的 f 波显得更加清楚。

Fontaine 导联，将 RA 置于胸骨柄，LA 置于剑突下，LL 置于第 5 肋间锁骨中线，形成 Fontaine Ⅰ、Ⅱ、Ⅲ导联。主要功能是放大右室的电活动，便于发现 QRS 波群后的 Epsilon 波，协助 ARVC 的诊断。具有和 Lewis 导联相同的功能，放大心房的电活动，清楚显示 P 波。

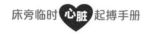

三、单极导联/胸(V)导联

1933 年,威尔森(Wilson)将 3 个肢体电极连接在一起,作为一个电极,称为威尔森中央电势端(Vw)。Vw 电势(与大地相比)约等于 0,即 Vw=1/3(RA+LA+LL) ≈ 0(图 3-8)。注意:该公式是对物理学规律的数学解释,并不需要心电图机计算。心电图机作用仅是测量正负极间的电压。

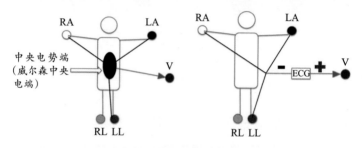

图 3-8　V 导联测量原理

V 导联:以 RA、LA、LL 相连为负极,V 为正极。

V 导联:以 Vw 为负极,测量正极 V。因为 Vw ≈ 0,所以可以认为 V 导联记录即为 V 电极连接点的电势,即相对于 0 的电压(图 3-9)。

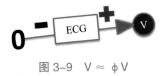

图 3-9 V ≈ φV

本书腔内心电图,应用的是 V 导联。**电极 V 是 V 导联的正极**。根据电极 V 放置的位置,导联标记为 VR、VL、VF、V_1、V_2、V_3、V_4、V_5、V_6、V_7、V_8、V_9、V_3R、V_4R 等。

四、加压单极肢体导联

Goldberger 创用了 aVR、aVL、aVF(图 3-10)。

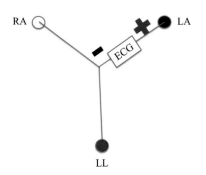

图 3-10 aVL 导联测量

负极:RA 与 LL 合并(两点的电势自然均衡);正极:LA。正极相对于负极的电压即为 aVL。

aVL 导联的负极电势为 RA 与 LL 的均值,即 φ 负极 =1/2 (φRA+φLL)。

3 个单极加压肢体导联: ① aVF: LL (+), 1/2 (RA+LA) (−); ② aVR: RA (+), 1/2 (LL+LA) (−); ③ aVL: LA (+), 1/2 (LL+RA) (−) (图 3–11, 图 3–12)。

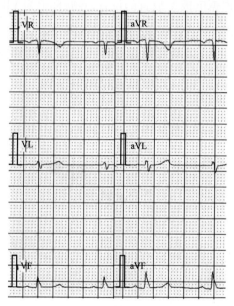

图 3–11　加压单极肢体导联

3 个单极肢体导联: VR. 右臂电压; VL. 左臂电压; VF. 左腿电压。加压单极肢体导联为 aVR、aVL、aVF,其中 a 为 augment (加压) 的缩写。通过计算或图形比较发现,振幅右侧是左侧的 1.5 倍。

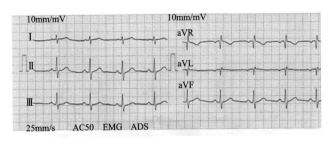

图 3-12　心电图机接好肢体电极后显示的心电图

　　目前常用的心电图机必须连接好所有的肢体电极与地线（RL）才会显示图形。

　　总之，无论哪一种导联，心电图机记录的是：以负极为参照，正极相对于负极的电压。

　　在近百年的时间里，心电图机每次都只能测量一个导联。20 世纪末，多导联同步测量才开始普及（图 3-13）。虽然心电图机不断改进，但是心电图解读与分析方式仍用埃因托芬那个时代的理论。心电图各导联的算法是统一的，但是实现这一功能的构造却不相同。有些心电图机，连接任意一对电极即显示对应导联（如连接好 RA、LL 就出现 II 导联）。

　　电极放置的创新：心电生理学家单其俊应用 42 个胸导联筛查 Brugada 综合征，单导联的皮下长程心电监测器，252 个电极的 CardioInsight 3D 心脏标测系统等。

　　应用 V 导联定位导管 / 导线尖端，是本书的重点。

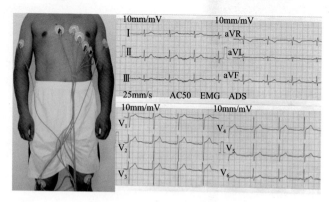

图 3-13 标准十二导联心电图

用电极片连接最佳，也可使用夹子／吸引球（经济）。吸引球持续吸引，可起血泡。某些瘦弱患者吸引球吸不住。

临床思考：左、右臂电极接反，各导联的变化？（图3-14）

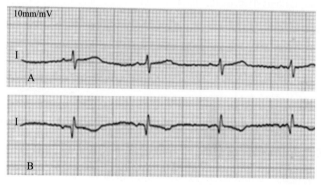

图 3-14 RA、LA 接反，Ⅰ 导联变化

A. Ⅰ 导联；B. 左、右臂接反，Ⅰ 导联翻转。

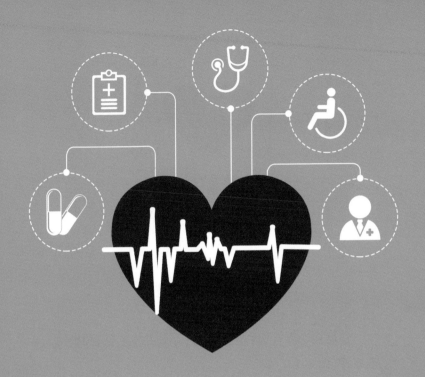

经静脉临时心脏起搏主要涉及两个技术：
①深静脉穿刺，植入血管鞘；②起搏导线安置。

第四章

血管鞘植入

一、穿刺点选择

建议初学者首选右颈内静脉:穿刺并发症低,导线植入最容易(图 4-1)。

从解剖角度,经右颈内或左锁骨下静脉,起搏电极最易进入右心室。考虑日后永久起搏器植入,左锁骨下静脉常被保留。右侧锁骨下静脉通常较左侧粗、肺尖低,不会损伤胸导管,因此锁骨下静脉穿刺推荐右侧。备选左颈内静脉、股静脉、左锁骨下静脉。颈外静脉、贵要静脉、肘正中静脉、脐静脉(新生儿)是不常见的选择。对股静脉解剖更熟悉,心内科医师选择最多的是股静脉。腋静脉穿刺是近来的热门技术(图 4-2)。

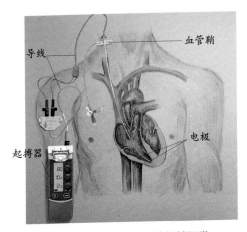

图 4-1 经静脉临时心脏起搏概览

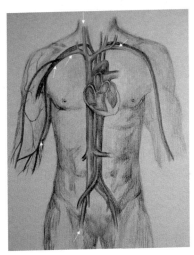

图 4-2 常用穿刺点

颈内静脉、锁骨下静脉、腋静脉、贵要静脉、股静脉。

二、深静脉穿刺

1. 传统方法 根据体表标志定位穿刺,不仅需要天赋,而且还需要大量病例的积累,方能熟练掌握。

2. 快捷方式 超声可清楚显示血管位置、充盈程度、深静脉血栓及周围局部解剖。超声实时引导下穿刺,直观、精准,容易掌握,并发症低,学习时间曲线短(图4-3)。

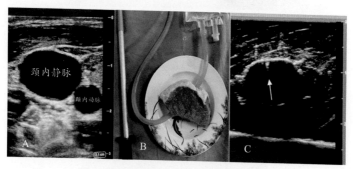

图4-3 颈内静脉超声和推荐练习模型

A. 超声下颈内静脉与动脉。B. 取小块瘦肉,磨刀杆穿引导压脉带,另一端接输液袋;图中压脉带内径0.9cm,可选更小压脉带练习。C. 模型超声下图像,箭头所指为穿刺针尖。

3. 其他 请熟练深静脉穿刺人员帮助穿刺植入导丝。某些急诊、ICU、肾内、血管介入医师,特别是很多麻醉科医师深静脉穿刺技术十分熟练。请护士经颈外静脉、贵要静脉（图 4-4）、肘正中静脉穿刺。医学史上首次经静脉心脏起搏是经贵要静脉。

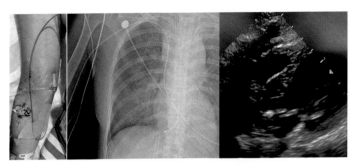

图 4-4　经右贵要静脉穿刺临时起搏
　　青年女性暴发性心肌炎患者，在 ECMO 支持中。请护士穿刺右贵要静脉，送入导丝，安置好鞘管。再送入电极到右心室。术后行床旁胸部 X 线片及心脏超声。注意：贵要静脉较细，植入 6F 血鞘管可能抽不到回血。

　　需要急诊临时心脏起搏情况下，往往深静脉穿刺更容易——缓慢性心律失常倾向于体循环淤血，颈静脉怒张；心搏停止 / 心肺复苏时，动脉压力降低，深静脉充盈。

三、植入步骤

　　材料准备：中心静脉穿刺包；血管鞘（图 4-5）；常规冲管液，如肝素 12 500U/ 生理盐水 250ml。血管鞘与导线恰当搭配(7F 或 6F 鞘搭配 6F 普通导线,6F 搭配 5F 漂浮导线)。
血管鞘及扩张鞘冲管液预充。

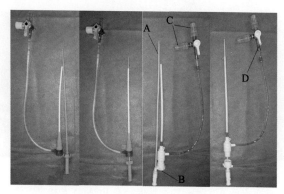

图 4-5　临床常用血管鞘

　A. 内置扩张鞘:插入血管鞘后,易化血管鞘顺滑植入。
B. 血管鞘头端:起搏导线插入口,不是液体通道,设计有
止血阀,避免空气进入及血液流出;白色血管鞘带有锁式设
计——旋转头端盖帽可锁紧穿过的导线。C. 侧管:回抽血与
冲管用,紧急情况下可以输液。D. 三通开关:指哪关闭哪。

　　血管鞘植入与常规中心静脉置管步骤相似。常规消毒
铺巾,局部麻醉(可联合镇定、镇痛),穿刺深静脉(图 4-6),
植入导引钢丝(图 4-7A),刺切皮肤少许,顺导丝植入带内
置扩张鞘的血管鞘(图 4-7B)。导丝与内置扩张鞘同时拔出
(注:先拔出导丝,可导致出血或空气进入)。侧管回抽血以
确认鞘管在静脉内,再予以肝素盐水冲管。沿着血管鞘植
入起搏导线(图 4-7C)。

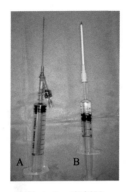

图 4-6　穿刺针

A. 常规穿刺针；B. 套有鞘管的穿刺针：类似留置针，简捷，不用植入导丝，穿刺后直接送入鞘管（无止血阀），技术难度与风险更高。

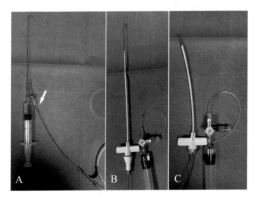

图 4-7　常规植入血管鞘

A. 穿刺深静脉，送导引钢丝。导丝的深度要合适：箭头处，成人 20～30cm 较合适，太浅容易误拔出。B. 沿着导丝植入带内置扩张鞘的血管鞘。C. 沿着血管鞘植入起搏导线；植入后，此鞘可选择拔除撕脱。

四、植入异常

颈内静脉穿刺置管,偶尔也植入到锁骨下静脉(图4-8)。而穿刺锁骨下静脉,导丝进入颈内静脉的情况更常见。锁骨下静脉穿刺置管时,降低导丝植入颈内静脉概率的方法:①将头偏向同侧;②穿刺针尖斜面与引导钢丝弯头朝向腔静脉(足部);③压迫法阻断颈内静脉入口,使导丝进入上腔静脉。

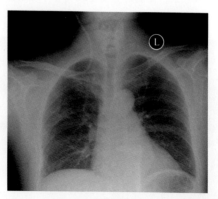

图 4-8 颈内静脉穿刺置管到锁骨下静脉

经颈内静脉穿刺植入 12F 临时血透管,却进入了锁骨下静脉。血透管为直管,看似很难进入锁骨下,也偶有发生。

经锁骨下穿刺,若导丝进入颈内静脉,送入一定深度,如有耳面部异常感觉,即可判断误入颈内静脉。若继续沿着导丝插入鞘管,患者往往有不适感或疼痛。此时,床旁调整,试图将鞘管植入上腔静脉很困难。另选穿刺点置管可能更合适。

上、下腔静脉解剖变异(如永存左上腔静脉)虽然临床罕见,遇到电极推进异常时应当考虑到。

经静脉临时心脏起搏安置难点是血管鞘的植入,毕竟深静脉穿刺需要一定操作技能。

起搏导线植入

除心房超速起搏外,床旁临时起搏,电极的常规靶目标是右室心尖部,并应使电极与心内膜恰当贴合。电极接触右室心尖部内膜最可靠的指导方案是腔内图。

一、临时起搏导线

临时起搏导线(图 5-1A),有些厂家注册名称为双极临时起搏电极(对照英文名 bipolar temporary pacing catheter),称为导管(catheter)或导线(wire)更合适。在物理学上,电极的概念是输入或导出电流的两个端,即正极/负极(图 5-1B)。最初临时起搏植入导线是单电极(负极),而正极贴在体表。现在均为双电极:负极(主动电极/火线)在前,正极在后(图 5-1B)。两电极相距约 1cm,形成电路回路。

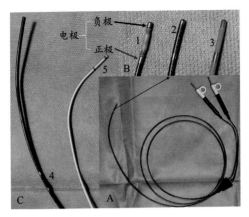

图 5-1　临时起搏导线设计

A. 临时起搏导线，黄色的尾端外接临时起搏器；B. 放大的导线头端：1 为 5F 漂浮导线，2、3 为 6F 普通导线；C.4 为可以输液或测压起搏导管（如植入肺动脉测压），5 为软头设计导线。

为什么尖端的主动（active）电极是负极？

物理学上规定电流的方向，是正电荷定向移动的方向。

金属线上能移动的是电子（带负电荷），因此主动电极（火线）发出的是带负电荷的电子，所以是负极，即放电端为负极。

双极临时起搏导线的另一电极则称为正极，是惰性电极（零线），回收电子。

正、负极接反的后果：如果是单极临时起搏导线或正极与负极端距离较远，接反会达不到预期效果。目前常用的双极临时起搏电极正、负极头端相距约 1cm，接反后通常没有实际区别。

目前临床常用 6F 普通导线硬度适合操作。漂浮导线则多为 5F，头端能很自然地随血流通过三尖瓣，床旁安置进入心室容易，也多一些步骤。

5F 漂浮导线 vs. 6F 普通导线： 在导管室透视下，5F 漂浮导线更容易安置，均可植入到心尖部，并且所用时间短。然而床旁"盲插"植入 5F 漂浮导线，电极到达最佳位置的概率仅为 44%。球囊通过三尖瓣即放气，导线直指心尖，电极易进入心尖部；而进入右心室后，球囊易随血流漂往右室流出道（图 5-2）。与透视下不同，床旁"盲插"无法判断球囊刚过三尖瓣，所以电极到心尖部概率低，易脱位。

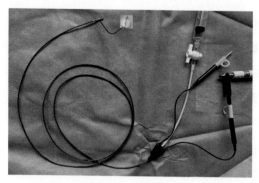

图 5-2　5F 漂浮导线

漂浮导线使用步骤：电极送入鞘管，完全通过鞘，并预计在心房内，再注入 1～1.5ml 气体，关闭阀门，通过三尖瓣后打开阀门放气。注意：放气留置；操作回拉导线前，先放气。

无论是 6F 普通导线，还是 5F 漂浮导线，在接下来介绍的方法下，床旁也可将电极准确送达最佳位置。

漂浮导线的球囊随血流移动，在三尖瓣口血流缓慢（包括心搏停止）的情况下不适合使用；ECMO 支持下，球囊易被吸入管道中。

二、控制电极方向

5F 漂浮导线由血流引导，无需方向控制技巧。普通 6F 导线在过三尖瓣时需要向人体左侧转弯。在床旁没有透视的情况下，能准确控制导线头端的朝向很重要。

下面介绍的是 6F 普通导线的操作。

导线头端的角度塑形：经下腔静脉植入，90° 合适；经上腔静脉植入，20° ～30° 最合适，有时甚至需要 0° 。导线头端有一定的弧度，有利于缓冲负极对心室壁的损伤（图5-3）。

掌握电极前进的方向：将导线挽圈，通过掌握线圈从而控制尖端朝向（图 5-4，图 5-5）。

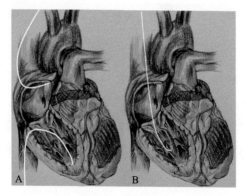

图5-3　导线弧度

A.很多导线头端出厂预弯为90°，适合股静脉入路，不适合经上腔静脉。这样易进入右心耳，特别是经左锁骨下静脉植入，有时很难调整进入心室。盲目推进，可导致心房穿孔。B.从右颈内静脉植入，导线稍微带弧度即可。

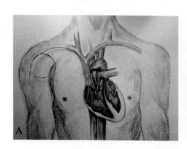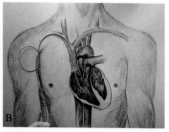

图5-4　右锁骨下静脉入路植入

A.电极会自然弯向右边，继续推送，进入下腔静脉；B.旋转电极，使得线圈翻转180°，电极的朝向亦转变180°，圈翻转的角度即电极朝向旋转的角度。

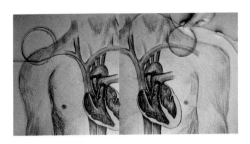

图5-5 线圈遥控电极

　　右锁骨下植入时，血管鞘开口已送至下腔静脉，可直接使电极朝向头部，进入心房后就会朝向三尖瓣口。右颈内植入，插入前控制好电极朝向三尖瓣口。

三、腔内心电图引导下电极植入

　　人体腔内心电图（腔内图）70年前就已经有了完整的描记。1972年，详细的腔内图引导下起搏器植入发表，并与X线透视进行比对。腔内图是确定电极植入到位最可靠的单一方法。现在，腔内图实现了床旁"可视化"的临时起搏安置，媲美导管室X线下安置。

　　传统的腔内图引导仅监测负极，因为心电图机每次只能打一个导联。现在可以同步监测正、负极腔内图，并且显示器直接显示，无需打印。腔内图引导是实时显像技术。

　　1. 心电图的连接　　腔内心电图仍然是心电图。只是电极在心/血管腔内，为区别于体表心电图，所以称为腔内心电图（IC-ECG）。腔内图常规用 V 导联，腔内电极是正极。根据 V 导联的特点（详见第三章），可以认为是电极的实时电势（图 5-6，图 5-7）。

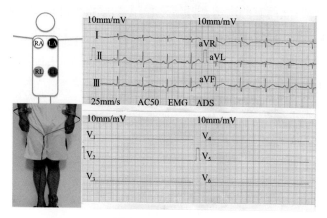

图 5-6　心电图准备

连接肢体电极。电极贴躯干 / 夹肢体均可。

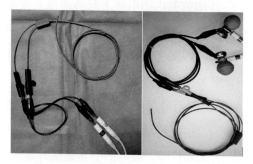

图 5-7　起搏导线 – 桥接线 – 胸导联

通过两头为鳄鱼夹子的电线（桥接线），连接电极与胸导联。

2. 起搏电极的靶目标　沿血管鞘送入临时起搏导线。导线的头端（lead），即电极的目标常规是右室心尖部。通常只要电极在右心室内，均能达到临床的目标，即稳定的感知与起搏；然而有些病例，电极必须与心内膜接触才能实现起搏功能。电极在右室心尖部最可靠、稳定，既不易脱出三尖瓣到右心房，也不易进入肺动脉（图 5-8）。Buckingham 等研究表明，虽然流出道比心尖部起搏的 QRS 波更窄，但是短时间内对心排血量没有影响。不过，该研究并未纳入心功能很差的患者。

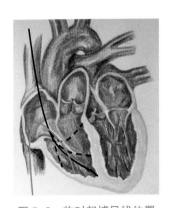

图 5-8　临时起搏导线位置

导线越过三尖瓣，进入右室，只要电极能与心内膜接触，均可达到感知与起搏的要求。

3. 腔内心电图定位电极　本病例经右颈内静脉中路穿刺置管，V_3（负极）、V_6（正极）腔内心电图（图 5-9～图 5-13）。

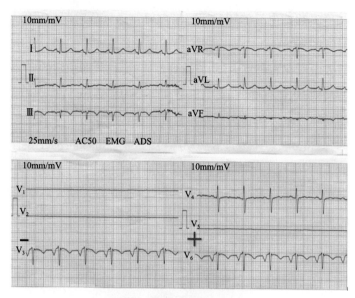

图 5-9 电极植入皮下 10cm

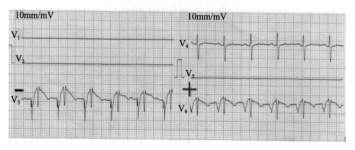

图 5-10 植入皮下 17cm

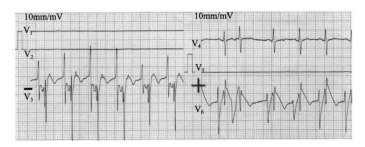

图 5-11 植入皮下 20cm

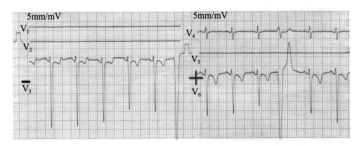

图 5-12 植入皮下 28cm，注意：振幅单位为 5mm/mV

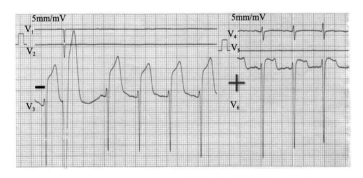

图 5-13 植入皮下 32cm，注意：振幅单位为 5mm/mV

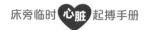

传统腔内图仅监测导线尖端（负极），统一振幅为10mm/mV，模拟电极与腔内图形如图5-14～图5-18。

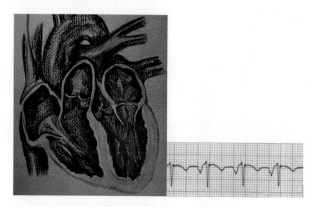

图5-14 接近右心房

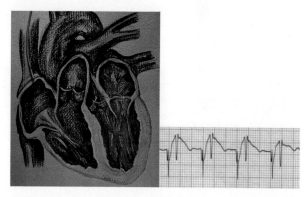

图5-15 右心房最上部，窦房结周围，P波倒置到最高

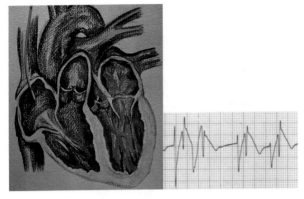

图 5-16 右心房中部，P 波双向、振幅最大

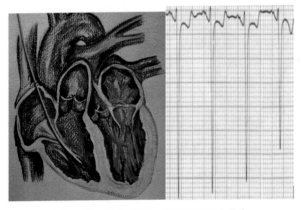

图 5-17 进入心室，QRS 波骤然增大

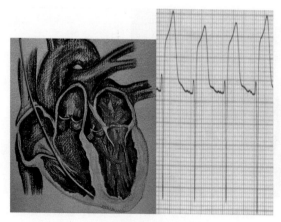

图 5-18　与心内膜恰当贴合 (STEMI 图样)

4. 腔内心电图解读　用平方反比定律（inverse-square law）理解振幅的变化：随着电极接近心电的来源（心肌），记录到的波形的振幅类似指数增长（图 5-19）。电压波动（电波）在传播速度极快（接近光速），因此所有导联心电同步。运用振幅规律与损伤电流理解电极位置与图形对应关系（图 5-20）。

心房（atrium）电活动电波为 A 波，也称 P 波、F 波（心房扑动）、f 波（心房颤动）；心室（ventricle）电活动电波为 V 波，也称 QRS 波。

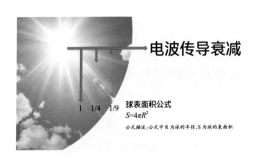

图 5-19　平方反比定律

强度（振幅）与波源距离的关系。定律的数学公式：$I \propto (1/d^2)$。假定波源距离为 1/3，振幅为 9；距离为 1，振幅为 1；距离为 3，振幅为 1/9。该定律适用于光、波、能量在三维空间的传播。

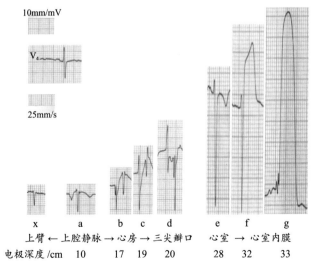

图 5-20　腔内心电"地形图"

其中图 x、g 是扩展。x. 如果右颈内植入血管鞘误入右锁

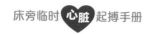

骨下静脉，电极往远心端（上臂）走，腔内图 P、QRS 波将变低。f. 电极头端与心内膜恰当接触。g. 电极持续接触心内膜。

总结：心脏作为能量场，电极越靠近，心电图记录到的电压变化越大。换而言之，电极越接近心房，P 波振幅越大；越接近心室，QRS 波振幅越大。通常心尖部心肌最肥厚，所以 QRS 波振幅最大，而往流出道又会变小。

心电在人体传导有自身特点。在躯干，接近心肌的一段距离，振幅符合指数增减。在肢体，振幅变化不明显。常规心电图中，全身水肿、心包积液、肥胖者胸壁厚，则振幅降低；体瘦者心脏离皮肤近，则胸导联高电压。

STEMI 图样： 电极接触心室壁而记录到的心电图（图 5-20f、g）称为损伤电流（current of injury，COI）。该理论是起搏电极紧贴心肌，会损伤心肌，而通过电极在非起搏状态记录的电位变化称为损伤电流。临时起搏电极接触心内膜并不一定会损伤心肌。形象地称为 ST 段抬高心肌梗死图样（STEMI pattern）更合理（图 5-21）。

PR 抬高： 电极紧贴心房同样出现损伤电流，PR 抬高。

电极与心内膜恰当接触： ST 段抬高但 <2mV，PR 抬高并 <0.5mV。

STEMI 图样是电极与心室壁接触的典型表现，ST 段抬高并 <2mV 足以保证良好的起搏阈值。ST 段过高，提示顶壁压力过高，与心脏穿孔相关。

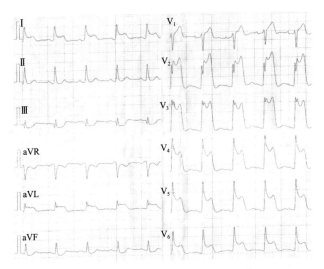

图 5-21 典型 ST 段抬高心肌梗死心电图

偶尔,负极卡在肌小梁之间(如图 4-4 超声示负极在肌小梁间的隐窝中),电极稳定、可靠,ST 段很高并无不妥。正极不是头端,所以对 ST 段上抬无要求,呈宽 R 型波是恰当的。

床旁并不推荐常规心房起搏。稳定的心房起搏应当将电极送入右心耳(见图 5-3A),PR 抬高并 <0.5mV。

5.定位中心静脉导管尖端 心房周围腔内心电图:经静脉植入电极。电极在心房周围,可通过 P 波变化,精准定位。腔内图推荐用于各种中心静脉导管尖端的定位(包括 CVC、PICC、输液港、长期血透管)。导管尖端开口即电极(图 5-22,图 5-23)。

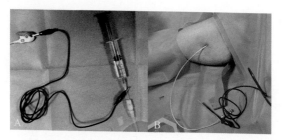

图 5-22 腔内图定位导管尖端——电路连接

　　A.普通 CVC 导管内生理盐水可导电，通过针和桥接线与胸导联连接，可推注生理盐水以通畅电路；B.PICC 导管设计了专用电极连接端。

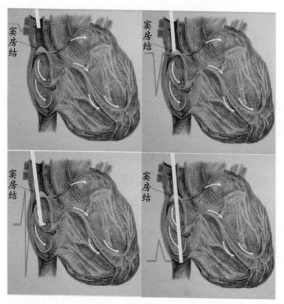

图 5-23 窦性心律，腔内图 P 波的变化

　　绝缘导管前端开口即电极。电极接近心房，P 波逐渐增

大，到达上腔下部（接近心房），P 波倒置骤然加深，进入心房，P 波双向，到达心房底部，P 波正立

　　腔内图定位导管尖端是当前指南与临床的推荐。窦性心律时，定位可精准到 1cm 以内（图 5-24，图 5-25）。心房颤动时，根据 f 波振幅突变定位（图 5-26）：经上腔静脉植入电极，出现 f 波振幅骤增（很接近或进入心房），稍回撤导管，f 波振幅骤减（上腔静脉下端）。

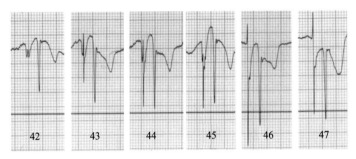

图 5-24　PICC 导管植入腔内图监测示例

植入深度（cm）与腔内图，44～45 之间 P 波单向最深，为窦房结的位置（窦房结即上腔静脉与心房交界处）。

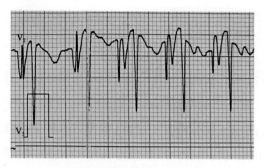

图 5-25　两个心房，2 个 P 波

　　在上腔接近心房时，常可见到 W 型 P 波，并非进入心房后的 P 波双向。

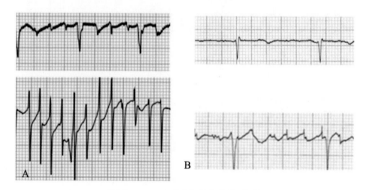

图 5-26　心房颤动腔内图定位

　　A. 新发心房颤动进入心房的变化；B. "老"心房颤动进入心房变化。f 波振幅骤然增高，提示电极在心房的边界。

　　6. 心电向量　心电向量视角：去极化（电活动）离向电极，负向波；朝向电极，正向波（图 5-27）——朝"我"而来，正；离"我"而去，负。

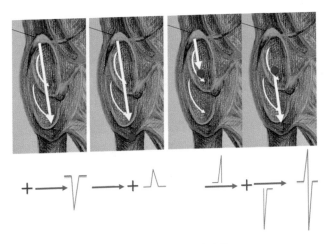

图 5-27　P 波方向的变化

红点代表 V 导联的正极。黑线所指为窦房结，是心房电活动起始。箭头为心房去极化的方向。

同样适用于 QRS 波：心室电活动离向正极，图形为主波向下 S 形；电活动朝向正极，图形为主波向上 R 形（图 5-28～图 5-30）。

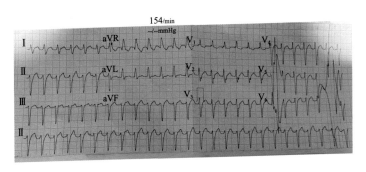

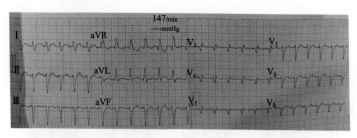

图 5-28　心电向量定位室性心动过速来源

　　额面导联Ⅱ、Ⅲ、aVF 正极是左下肢，主波向下，说明室性心动过速源于下方。V 导联中，V_9 负向最完全说明室性心动过速源于 V_9 的角度。

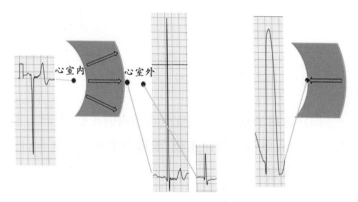

图 5-29　心室内与心外膜 V 导联记录的图形对比

　　红点代表电极。正常情况下，室壁去极化始于心内膜。浦肯野纤维在心内膜下迅速传导，然后心内膜同步向心外膜去极化。电极进入心室内，为深大 S 波。在心室外，则为主波向上的 R 波。电极持续紧贴心室壁，出现特殊的宽大 R 波：细胞膜外正电荷直接流向电极（推测是由快速复极初期钾离子向细胞膜外流所致）。

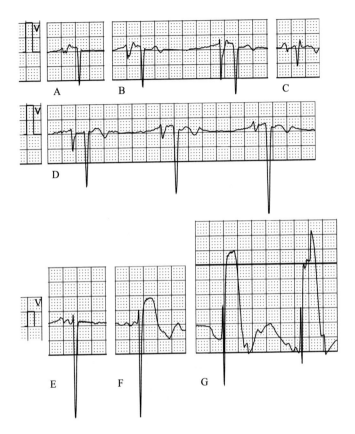

图 5-30　序贯的腔内心电图

　　A. 进入上腔；B. 进入右心房；C. 进入下腔；D. 越过三尖瓣；E. 右室内游离；F. 接触右心室壁；G. 顶心室壁。A～D 为 25mm/s、10mm/mV，E～G 为 25mm/s、5mm/mV。

四、双极腔内心电图引导下电极植入

双极腔内心电图,本书是指用两个胸导联同时监测导线中正、负极,即监测导线 2 个点的位置。

双极腔内心电图的优势:提示电极头端在心室内的指向,是指向心尖,还是背离心尖(图 5-31);区别 PR 抬高与 STEMI 图样,可发现导线插入三间瓣缝隙中(图 5-32)。图 5-33～图 5-35 为应用双极腔内图定位示例。

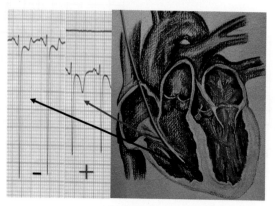

图 5-31　双极监测确定电极在心室的指向

在右心室内 QRS 波整幅（－）＞（＋），提示电极指向心尖；否则，背离心尖。

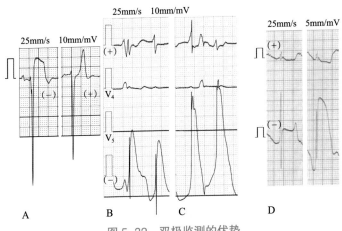

图 5-32　双极监测的优势

A. 在右心室内 QRS 波整幅（−）>（+），说明电极指向心尖；B、C.（−）PR 抬高（顶住心房壁），难以与 STEMI 图样（顶住心室壁）区别，但是（+）提示在心房内；D. 电极插在三尖瓣缝隙间。

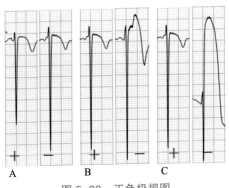

图 5-33　正负极视图

以上组合连接起搏器后，都可能实现起搏功能。A. 在心室内悬空，电极未贴合心内膜；B. 负极轻触心内膜，是植入普通导线的目标；C.是植入柔软导线的目标，当应用普通导线时，则插入心肌风险增大，偶有患者诉刺痛样不适感，应稍退电极，继续推送电极有出现室性心动过速、心脏穿孔的风险。

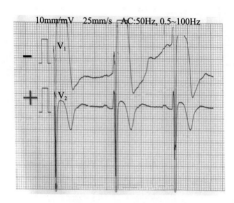

图5-34 平顶R波

因心电图限制，出现平顶的R波，回撤退导线，使ST段抬高<2mV。另外，也可调整显示设置到5mm/mV或2.5mm/mV观察全貌。

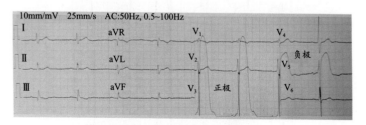

图5-35 正极顶心室壁

振幅：负极<正极，提示电极头端并不指向心尖，转向室间隔、流出道方向。正极不是尖端，持续贴壁，并无不妥。这样的放置更不易损伤心内膜。

病例 24

　　老年男性患者,急性下壁心肌梗死合并三度房室传导阻滞,经皮冠脉介入术(percutaneous coronary intervention,PCI)后,电极送入流出道(图 5-36)。更多电极定位见图 5-37。

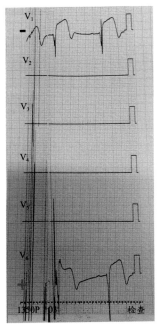

图 5-36　电极在流出道腔内图

　　V_1 接负极, V_6 接正极, 正、负极都贴壁, QRS 振幅较低, (－) ＜ (＋), 提示在流出道。

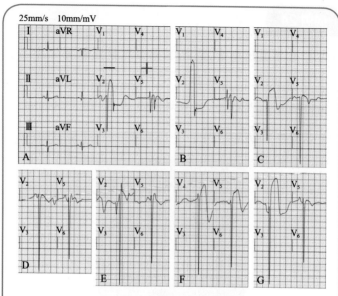

图 5-37　双极腔内图监测的功能

A. 正、负极相距 1cm，正极在心房，因此负极也在心房，腔内图不是 STEMI 图样，而是 PR 抬高；B. 推送导线，PR 继续抬高，再推进可穿透心房；C. 负极恰当贴合心室壁，QRS 波振幅负极＜正极，提示电极指向流出道；D. 回撤电极，使得 QRS 振幅负极＞正极，提示电极指向心尖；E、F. 再推送导线，电极指向心尖，负极与心室壁贴合良好；G. 继续推进导线，提示电极开始从心尖折返。最后固定在 G。E～G 位置均很好。

五、临床病例

病例 25

70 岁男性患者,外科手术前保护性起搏。由右侧颈内静脉植入,V$_2$连接起搏电极负极(图 5-38～图 5-40)。

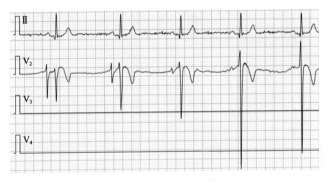

图 5-38　振幅的变化

从心房,越过三尖瓣,进入心室过程:A 波变小,V 波增大。

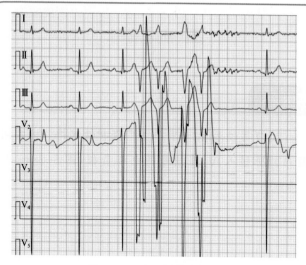

图 5-39　电极接触心室壁

电极头端接触心室内膜出现期前收缩/室性心动过速，出现 STEMI 图样。提示电极恰当、稳定地与心内膜贴合。

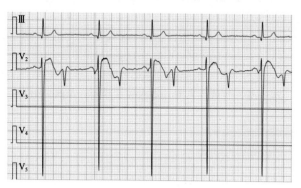

图 5-40　U 波的起源

T 波后明显的 U 波，提示 U 源自心内膜。

安置导线时患者平卧,头左偏。出现上图电极与心内膜完美贴合,但是安置固定后,患者头偏向右侧并睡枕头后,出现顶住心室壁的 R 波(图 5-41)。

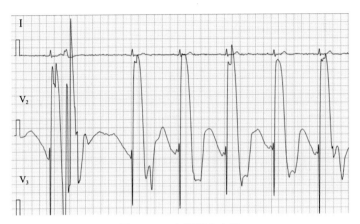

图 5-41　电极顶心室壁

此时测感知阈值 5mV,起搏阈值 0.3mA。稍稍回撤导线。

按照 ST 段抬高 <2mV 植入,固定,因体位改变,呈现这种 R 波要警惕。偶有患者植入 1 小时后感胸部刺样不适,回撤导线 1cm 后消失。

续第二章病例 13

2019 年 8 月 9 日,急诊起搏联合 β 受体阻滞剂支持下生命体征稳定,随后转入肝胆科。值班护士报道告 8 月 13 日凌晨仍有心动过缓发作。起搏电极由右颈内中路植入，在皮下 30cm 处固定。起搏器测试感知阈值 3mV，起搏阈值 10mA。腔内心电图检测调整电极位置（图 5-42）。

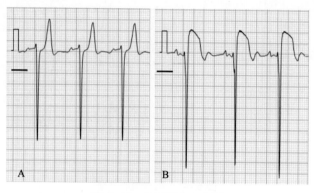

图 5-42　负极腔内心电图

　A.提示电极在心室内，但未贴壁。B.旋转导线 180° 并回撤约 1cm，提示电极贴壁良好。再测感知阈值 6mV，起搏阈值 0.2mA。

病例 26

　　33 岁女性患者，因"发热、气促 3 天"入院，查 cTnI 3.4pg/ml，诊断为病毒性心肌炎并三度房室传导阻滞（图 5-43～图 5-47）。

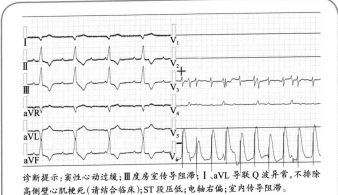

诊断提示:窦性心动过缓;Ⅲ度房室传导阻滞;Ⅰ、aVL导联Q波异常,不排除高侧壁心肌梗死(请结合临床);ST段压低;电轴右偏;室内传导阻滞。

图 5-43　PR 抬高

V₃接正极,V₆接负极。单看负极导联,确定位置有困难。正极与负极端相距约1cm,结合正极导联,不难看出电极未入心室。结合同步的V₄体表导联,能分辨P波与QRS波。

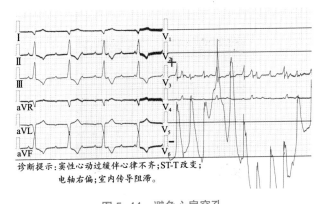

诊断提示:窦性心动过缓伴心律不齐;ST-T改变;
　　　　　电轴右偏;室内传导阻滞。

图 5-44　避免心房穿孔

继续推进电极,负极导联提示顶住心房壁,再暴力推进有心房穿孔风险。应退电极，调整方向。这种在床旁"带电走"盲插电极的情况下，很难判断。尤其是三度房室传导阻滞等紧急情况下，很容易继续推进电极而致心房穿孔。

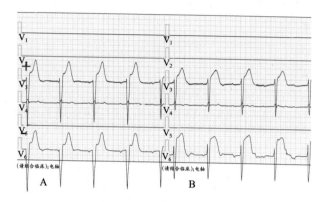

图5-45 电极转向流出道

A.进入心室。B.继续推送导线，负极明显贴壁。电压A侧高于B侧，说明A侧电极的位置更接近心尖。

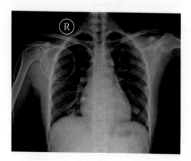

图5-46 术后胸部X线片

胸部X线片提示电极不在右室心尖部，而是转向流出道。

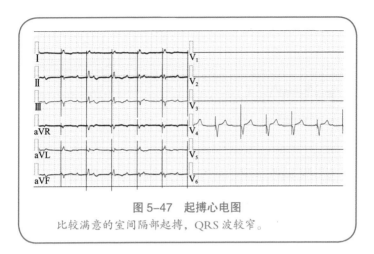

图 5-47　起搏心电图

比较满意的室间隔部起搏，QRS 波较窄。

从稳定、可靠的角度，电极应放在心尖部。而对伴有心室功能差的患者，间隔部起搏可能进一步改善循环。起搏术后患者气促缓解，1 周后拔除导线，之后完全康复出院。

某些心肌梗死的病例中，由于心内膜缺血，电极贴合心室内膜后也可能不会有 STEMI 图样。

病例 27

56 岁男性患者，下壁心肌梗死（随后造影证实右冠主干急性闭塞）（图 5-48～图 5-50）。

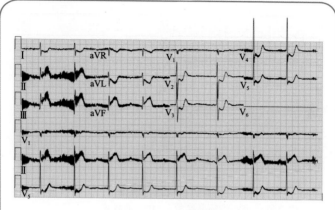

图 5-48　常规心电图

　　Ⅱ、Ⅲ、aVF 导联 ST 段抬高，Ⅰ、aVL、V₂、V₃、V₄、V₅ 镜像改变，V₆ 脱落。

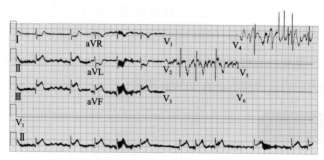

图 5-49　房颤腔内图

　　电极进入心房，可见高频（约 350 次 /min）A 波。

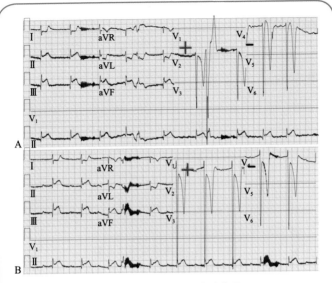

图 5-50 ST 段压低的腔内图

A. 电极进入心室，没有明显的 ST 段抬高；B. 再推进电极，始终未出现 ST 段抬高，只有 ST 段压低。推测 ST 段压低改变即提示贴合心室壁。图 B 电极不指向心尖：QRS 振幅负极低于正极，提示电极转向流出道方向。如需放置到心尖，应稍回撤电极，旋转电极以变换角度后送入；或拔出电极，塑形后再植入。本例放置在此位置时，连接起搏器后起搏和感知良好，未再调整。起搏后立即送入导管室行急诊 PCI。

电极越过三尖瓣进入右心室的特征性腔内心电图：主波向下的巨大 S 波。然而有些特殊的病例呈现主波向上的 R 波，或者双向的 QRS 波。但是有一点不会改变，越过三尖瓣，从心房到心室，QRS 波振幅骤然增大。

病例 28

82 岁男性患者,因"头晕、乏力"入院(图 5-51～图 5-54)。

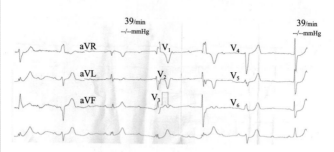

图 5-51　起搏前常规心电图

完全性房室传导阻滞。

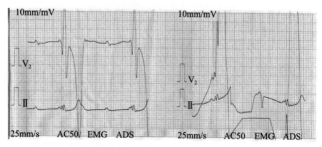

图 5-52　腔内心电引导植入电极

V₂ 接负极,电极进入心室显示为主波向上的 QRS 波(R 波)及倒置的 T 波,再进入出现宽大 R 波。

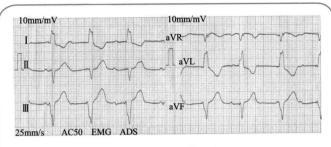

图 5-53　术后起搏心电图

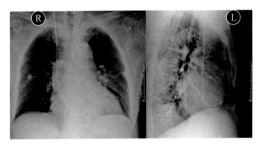

图 5-54　术后胸部 X 线片

电极植入的方向是左前方。注意：送入电极应朝向左侧，而不是左前。三尖瓣开口在左侧。

患者住院后恢复窦性心律，并未安置永久起搏器，签字出院。电话随访失访。

续第二章病例 15

临时起搏支持 2 天后，出现交界性自主心律（图5-55）。

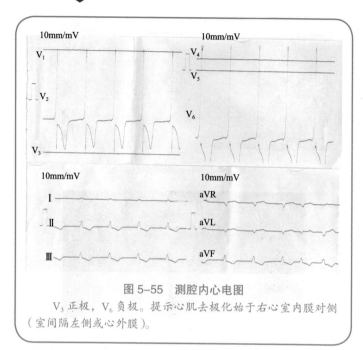

图 5-55　测腔内心电图

V₃ 正极，V₆ 负极。提示心肌去极化始于右心室内膜对侧（室间隔左侧或心外膜）。

病例 29

73 岁男性患者，因"1 天内反复晕厥"入院（图 5-56）。

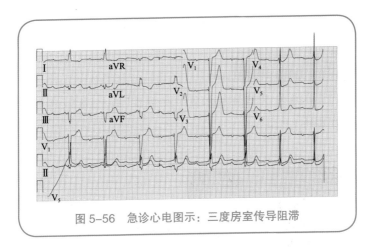

图 5-56 急诊心电图示：三度房室传导阻滞

予以异丙肾上腺素泵入后,行临时起搏电极植入(图 5-57)。

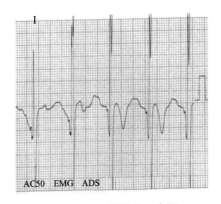

图 5-57 双极腔内心电图

进入心室后，QRS双向。图纸受限，只显示负极腔内图，正极腔内图仅部分显示。

111

临时起搏术 3 天后,予以永久双腔起搏器植入。

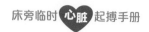

续第二章病例 9

在急诊 X 线室植入临时起搏器(图 5–58)。患者身高约 150cm。

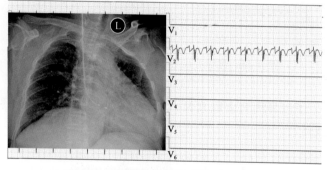

图 5–58　电极经右颈内植入皮下 16cm,
胸部 X 线片与腔内图对照

V$_2$ 导联连接负极,P 波双向,提示到达心房中部。

继续推送电极,出现 STEMI 图样(图 5–59)。

情况危急,立即稍推送导线,并连接起搏器(图 5–60)。

该患者治疗 1 晚后,调低起搏频率,未见心律失常发作,1 天后出院。

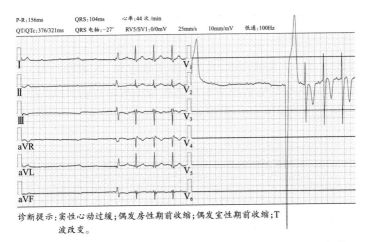

P-R:156ms QRS:104ms 心率:44次/min
QT/QTc:376/321ms QRS电轴:-27° RV5/SV1:0/0mV 25mm/s 10mm/mV 低通:100Hz

诊断提示:窦性心动过缓;偶发房性期前收缩;偶发室性期前收缩;T
波改变。

图 5-59 出现室性期前收缩并 ST 段抬高,提示电极接触心内膜。
随后电极并未回撤,而 STEMI 图样消失,提示电极仍未贴合心
内膜

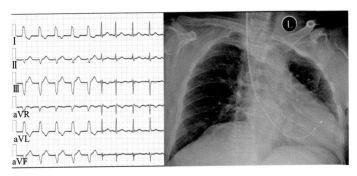

图 5-60 术后心电图,起搏与自主心律交替。胸部 X 线片显示电
极的大致位置,却不能确定电极是否与心内膜接触

病例 30

　　80 岁男性患者,因"直肠恶性肿瘤"入胃肠外科。术前动态心电图检查示持续性心房颤动伴长间歇(图5-61)。外科手术前,择期行临时起搏器植入。

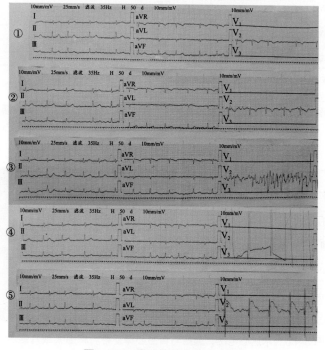

图 5-61　易误读的房颤腔内图

　　V_2 接负极。①②电极进入上腔静脉,③电极在心房,典型房颤腔内图,易误以为干扰。④电极在心室,似乎过深,稍微调整位置,出现稳定的⑤。

续第四章图 4-4 病例

经右贵要静脉植入血管鞘,双极腔内心电图(图 5-62)引导下送入 6F 普通导线。

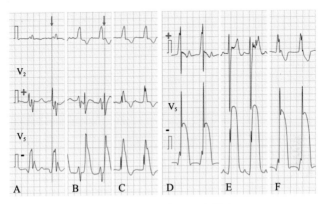

图 5-62　负极卡入肌小梁中

间断三度房室传导阻滞,箭头线所指为 P 波, V (-) PR 抬高。A.P 波在 QRS 波之前；B.P 波在 QRS 波之后；C.电 极越过三尖瓣；D.负极已贴合心室壁；E.继续推送导线,负 极过度顶住心室壁；F.回撤电极,负极顶住了心室壁,而正 极在三尖瓣口。再退导线,电极就退出心室了。

超声显示负极在肌小梁间的隐窝中,而这种情况下 ST 段上抬过高并无不妥,起搏感知功能稳定、可靠。

传统上习惯用 V 导联记录腔内图定位电极,但是近年 来也有使用 Ⅱ 导联记录腔内心电图。V 导联是(+)接腔内 电极。用其他导联,(+)接腔内电极,图形不变；而用(-)接腔内电极,则图形翻转(图 5-63)。

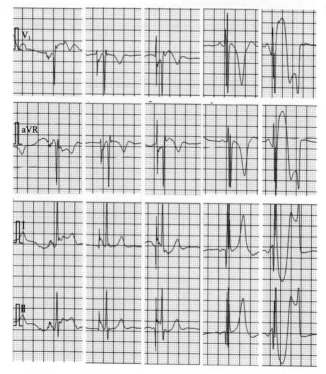

图 5-63　电极连接 V₁（V₁）与连接 RA（aVR、Ⅰ、Ⅱ）
所测连续性的腔内心电图对照

六、导线固定

原则:固定牢靠,便于观察。

常规使用缝合线于皮肤固定。如贴膜粘力足够牢靠，缝合无必要，同时注意勿将电极和鞘管头压太紧（防皮肤压伤）。绕圈固定，保证足够的缓冲固定，以防电极被拔出。

电极植入后，血管鞘也可以拔除。另有一种专门设计连接血管鞘的导线无菌保护袖套，方便随时调整导线深度（图 5-64）。

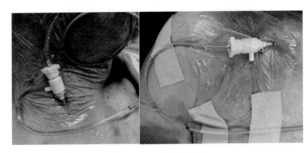

图 5-64 导线固定

经右颈内与右锁骨下静脉植入固定：①确保导线固定难以被拔出；②图中胶布和敷料粘力强，应避免鞘管与导线压伤皮肤。

七、球囊漂浮导线植入

漂浮导线较柔软（flexible），不易损伤心肌。早在 1981 年，前瞻性研究表明，带球囊漂浮导线在腔内图引导，对比普通导线在导管室内射线下安置，不仅手术时间短，而且更安全(更不容易脱位、严重心律失常更少)。

球囊漂浮导线与普通导线植入方法、目标腔内图均不同。漂浮电极是软导线,X线下的最佳安置标准:头端放置在右室心尖部,并指向左或下,心房内有足够弯曲(图5-65)。普通电极较硬,不能按此标准,否则头端形成对室壁压力,容易造成心脏穿孔。

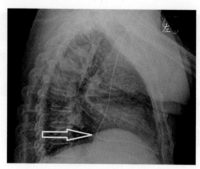

图5-65 柔性导线最佳安置X线标准

头端在心尖部,并指向心尖;导线在心房内弯曲(箭头所指)——使头端持续顶住心室壁。

腔内图引导下球囊漂浮导线植入,只需监测负极腔内图。植入三要点:①经上腔静脉(颈内静脉、锁骨下静脉或手臂深静脉)植入;②过三尖瓣立即放气,避免电极转向流出道;③腔内图目标为宽大R波。

电极越过三尖瓣识别:A波振幅变小,V波振幅增大(见图5-30D);等到V波明显增大时,球囊放气即可。继续送电极直到出现宽大 R 波（见图 5-30G）。宽大 R 波表明电极持续顶住心室壁。偶尔,可能是心室壁光滑,电极无法顶住心室壁。推送导线,始终只有轻度 ST 段抬高,无大 R 波出现。这种情况下出现 STEMI 图样后,继续送入 2～3cm 即可。

　　股静脉（经下腔静脉）植入,球囊通常快速越过右心房与三尖瓣,到达右心室流出道及肺动脉。这个过程腔内图很难识别。

　　测试题:老年男性患者,外科手术前择期起搏。穿刺经验丰富的麻醉医师穿刺右锁骨下静脉,植入血管鞘,沿着鞘管送入导线,腔内图提示电极未到位（图 5-66A）。再改从右颈内静脉穿刺植入血管鞘,腔内图仍然显示电压极低（图 5-66B）,并且送导线有阻力。如何解释这种现象?

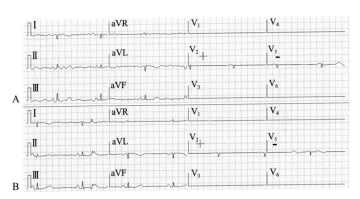

图 5-66　腔内图低电压现象

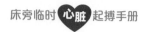

解答: 经锁骨下穿刺, 血管鞘送入颈内; 改颈内穿刺, 又将血管鞘送入锁骨下。所以2次送入导线, 电极均远离心脏(电压低)。植入颈内静脉, 稍退鞘管, 尚可调整方向, 实际超声探查发现鞘管并未植入颈内静脉, 植入的可能是椎静脉。超声引导下, 穿刺颈内静脉, 植入鞘管。再送电极顺利进入上腔静脉, 到达右心房(图5-67), 最后越过三尖瓣进入右室心尖部, 并与心室壁恰当贴合。

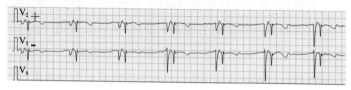

图5-67 上腔静脉进入右心房腔内图

盲插导线与起搏心电图

传统的临时起搏器植入顺序:先将起搏导线安置好,再连接起搏器。

一、盲插导线

此法快速、方便,需要术者对起搏解剖熟悉,能预判起搏电极植入深度(表6-1)。成人一般三尖瓣口面积 $>7cm^2$,腔静脉面积 $<4cm$,因此电极越过三尖瓣进入心室是大概率事件。

1. 期前收缩定位　经验丰富的医师在根据电极接触心内膜瞬间引起的期前收缩,即可判定植入到位,这需要结合导线植入深度和手感。再接起搏器,根据起搏心电图验证位置。

表 6-1　导线植入深度与预估位置（170cm 成人）

静脉入路	到心房中部 /cm	到右室心尖部 /cm
右颈内、锁骨下	20	30
左锁骨下	30	40
右股静脉	40	50

注：仅供参考，尤其是锁骨下与股静脉误差较大。如右颈内带电走植入 40cm 无心室起搏，则要考虑退到 15cm 改变电极方向再进。

2.**"带电走"**　即先打开起搏器，连接好导线，再往体内送入导线。可根据心电监护的起搏心律，判定电极位置。电极通过三尖瓣即可能出现右心室起搏，建议继续推送 3～4cm（电极可能还需要继续送入 3～7cm 才能到达心尖部）。送导线遇到阻力时，不可暴力推进，要考虑到插入非腔静脉、右心耳、冠状窦的可能性。

心房起搏时，P 波紧随起搏信号（起搏钉），窄 QRS 波；心室起搏时，QRS 波紧随起搏钉，宽 QRS 波。偶有差异性传导，可通过起搏钉与 QRS 或 P 波关系加以鉴别。

3. **导线的选择**

（1）6F 普通导线：成人一般三尖瓣口面积 $>7cm^2$，腔静脉面积 $<4cm^2$，因此电极越过三尖瓣进入心室是大概率事件。恰当的头端塑形、准确的方向控制使得进入右心室，到达心尖很自然（特别是经右颈内静脉植入）。

（2）5F漂浮导线:球囊随血流自然漂进右心室成功起搏较容易,但是也容易漂往流出道,因此进入心尖部概率低,加上导线软,易脱位。

本方法并不能达到电极头端精准贴合心内膜的要求,容易脱位或过度顶压心内膜,是心室静止等紧急情况下的选择。

二、起搏心电图

电极也可以通过起搏心电图来定位。

起搏心电图定位电极:主要根据额面导联Ⅱ、Ⅲ、aVF QRS主波的方向（图6-1）,主波越向下,电极越靠近心底部。

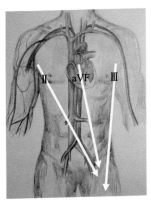

图6-1 导联的方向（向量）

Ⅱ、Ⅲ、aVF导联的实际方向,因体型不同而略有不同。

Ⅱ导联的方向与窦性心律两个心房电活动方向最一致，所以P波最明显。Ⅲ导联最垂直，心底部起搏时，S波最深。

1. 右室心尖部起搏 Ⅱ、Ⅲ、aVF主波向下；通常右心侧胸导联（$V_1 \sim V_3$）主波向下S波，左心侧胸导联（$V_4 \sim V_6$）主波方向不定，多数为主波向下S波，也可以是R波。胸导联并无特异性（图6-2～图6-4）。

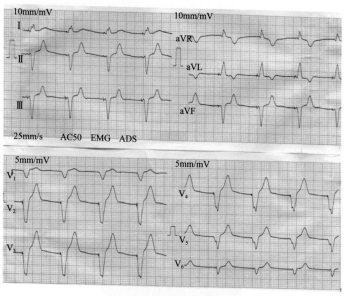

图6-2 右室心尖部起搏

Ⅱ、Ⅲ、aVF主波向下；胸导联主波向下S波。

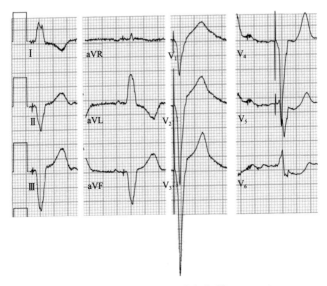

图 6-3　右室心尖部起搏

Ⅱ、Ⅲ、aVF 主波向下；$V_1 \sim V_4$ 主波向下 S 波，$V_5 \sim V_6$ 主波向上 R 波。

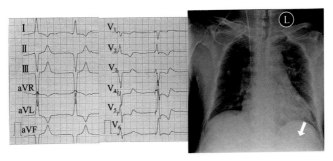

图 6-4　右室心尖部起搏

本例在腔内图引导下植入，胸部 X 线片箭头所指电极在心尖部。Ⅱ、Ⅲ、aVF 主波向下；胸导联提示电极靠近 V_3。

125

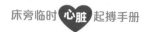

2.右室流出道起搏 流出道较心尖部起搏理论上更生理,感知阈值低、起搏阈高。流出道电极易进入肺动脉,因此稳定性差。

病例 31

中年男性患者,因"突起反复晕厥,抽搐5小时"就诊。常规心电图提示三度房室传导阻滞,心室率26次/min。带电走急诊临时起搏:术后心电图提示右室流出道起搏(图6-5,该病例由汉寿县人民医院ICU李凯俊提供)。

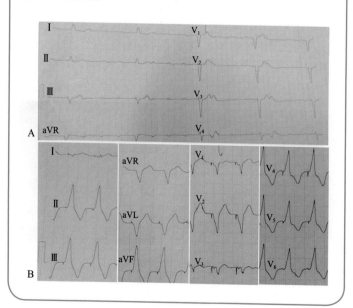

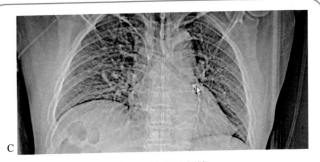

C

图 6-5　流出道起搏

　　A. 术前心电图；B. 起搏心电图：Ⅱ、Ⅲ、aVF 主波向上 R 波，提示电极在心室顶部，胸导联提示电极接近 V_2；C. 胸部 X 线片：箭头所指为电极。

病例 32

　　34 岁女性患者，因"反复发作黑矇、晕厥 2 小时"入急诊。既往体健。诊断为重症心肌炎，急诊心电监护示恶性心律失常（停搏、加速性室性逸搏、室性心动过速）（图 6-6），立即行急诊床边临时起搏器植入术（图 6-7），随后收住 CCU。

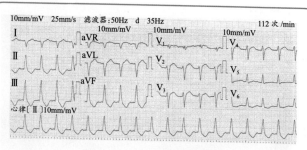

图 6-6 术前室性心动过速

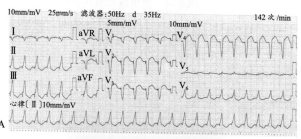

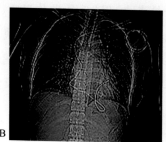

图 6-7 流出道起搏

左锁骨下穿刺置血管鞘，"带电走"植入。A.术后心电图提示流出道起搏；B.X线片提示：导线头端经右室心尖部折返到流出道。

3. 中间位置　除了流出道与心尖部外,还有中间位置(图 6-8)。

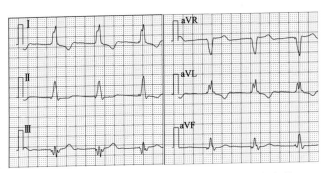

图 6-8　Ⅲ导联(向量最垂直)QRS 波上下整幅相等,
提示电极在心室中间

续第二章病例 12

　　急诊起搏心电图示右室心尖部起搏,经转运到导管室,再到病房后心电图电极位置从心室底部到中间(图 6-9)。

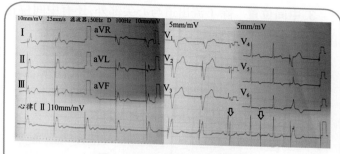

图6-9　不稳定的流出道起搏

　　Ⅱ、Ⅲ、aVF主波向上R波。Ⅲ导联R波较低，提示电极在心室中间偏上（垂直方向）。箭头指的起搏钉，说明感知不良。起搏钉之后无QRS波，是因为在不应期。感知不良与电极未贴壁、不稳定有关。

　　稳定的右室间隔起搏（见图2-7，图2-37，图5-48）是可以实现的：导线头端塑形，以利于从心尖向室间隔折返（图6-10）。右室间隔部起搏QRS波较窄，可能是更生理及心室同步的作用。对于一般患者，短时间内起搏心电图QRS波宽度与心排血量并没有显著的相关性，然而对于心功能差的患者可能能有更多获益。

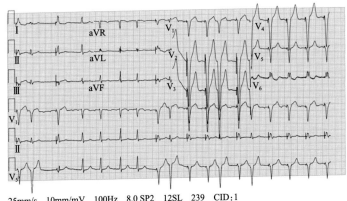

25mm/s　10mm/mV　100Hz　8.0 SP2　12SL　239　CID：1

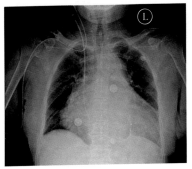

图 6-10　右室间隔部起搏心电图及术后胸部 X 线片

　　84 岁女性患者,三度房室传导阻滞床旁"带电走"植入导线。起搏心电图(图 6-11A)中,胸导联较奇怪,

并且起搏阈值较高,起搏不良。重置导线后起搏稳定
(图 6-11B)。

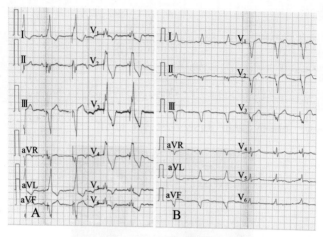

图 6-11　起搏心电图

　　两图肢导联相似:A. 胸导联 QRS 主波向上,提示电极
在心脏后方;B. 调整位置后,符合心尖部起搏。

电极植入冠状窦

Stephen J. 于1970年前报道,X线下多个角度透视显示电极已经放置在心尖部,但是连接起搏器后发现起搏阈高达20mA,后经造影发现原来电极植入心中静脉,该点腔内图显示为典型巨大R波的心外膜图形(图7-1)。

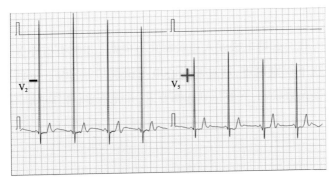

图7-1 心外膜图形

电极经冠状窦进入心室外的静脉。

除冠状窦口附近外,电极植入冠状窦及其来源支(心大静脉、心小静脉、心中静脉)的腔内图特点是 QRS 波为 Rs型(图 7–2),并不会出现 STEMI 图样。

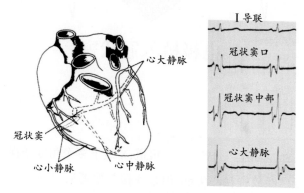

图 7–2　冠状窦腔内图

　　Ⅰ导联、冠状窦口、冠状窦中部及心大静脉腔内图。误入冠状窦腔内图的 QRS 波主要特点是:呈心外膜样图形,即主波向上 R 形。

临时起搏电极误入冠状窦并不罕见。虽然有时连 X 线透视下识别困难,通过腔内心电图识别却很容易。同时电极误入冠状窦,只要达到起搏要求,并无不妥(图 7–3)。

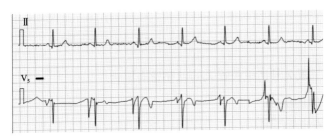

图 7-3　电极进入冠状窦（V_5 负极）

　　由上腔进入心房，P 波振幅增大，离开心房，进入冠状窦，P 波随即变小后再增大。

1. 冠状窦心室起搏（图 7-4）

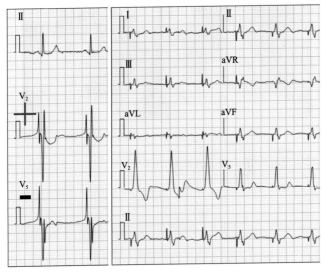

图 7-4　电极植入冠状窦心室部

植入冠状窦后腔内图（V_2 正极，V_5 负极）与对应的起搏

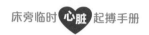
心电图（心室起搏）。心室起搏，起搏阈为 14mA，感知阈为 4mV。

永久起搏电极误入冠状窦常有报道。

病例 34

老年白人女性，有症状的二度房室传导阻滞植入双腔起搏器（图 7-5）。

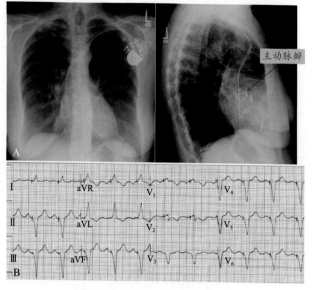

主动脉瓣

图 7-5　永久起搏误入冠状窦

A. 误入冠状窦（心中静脉）后正侧位片；B. 起搏心电图：起搏阈 1.2V/0.5ms。

2.冠状窦心房起搏

病例 35

外科手术前择期临时起搏。导管室内透视下操作,右前斜位(RAO)片下认为植入右心室心尖部。起搏心电图显示:心房起搏。腔内图证实植入冠状窦(图7-6)。

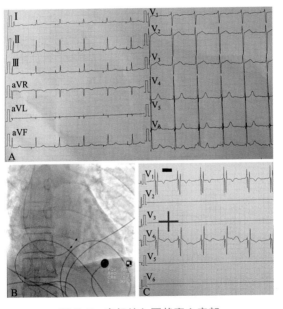

图 7-6　电极植入冠状窦心房部

A.心房起搏;B.右前斜位(RAO)片;C.腔内图(V₁负极,V₄正极)。

病例 36

68 岁男性患者,窦性心动过缓并一度房室传导阻滞,房性期前收缩,室性期前收缩,短阵房性心动过速。因肝胆肿瘤复杂手术,择期临时起搏。床旁临时起搏电极误入冠状窦(图 7-7,图 7-8)。

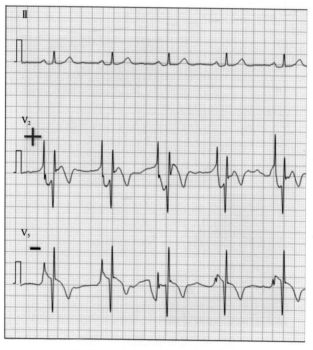

图 7-7 电极进入冠状窦腔内图

V₂正极,V₅负极,植入过程中,腔内图示电极进入冠状窦。单看负极腔内图，难以确认。负极 PR 抬高，P 波不高；正极 P 波高，PR 压低。

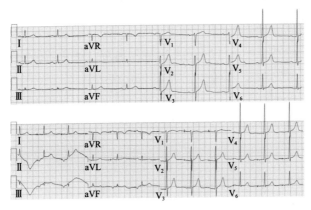

图 7-8　起搏前后心电图

术前窦性心动过缓，术后 70 次 /min 心房起搏心电图。心房起搏，QRS 波形态无变化。术后测得起搏阈值为 2.8V，感知阈值为 2.4mV。设置参数 RATE 60 次 /min，OUTPUT 5V，感知 1.5mV。考虑临时起搏支持时间短，未再调整位置。

病例 37

64 岁女性患者，肝内外胆管结石并胰腺炎，心电图心率 44 次 /min，阿托品实验阳性，外科手术保护性临时起搏。腔内图提示电极经冠状窦进入心外膜（见图 7-1）。起搏测试（图 7-9）不满意。随后腔内图引导下撤回电极，再送入右心室（图 7-10）。

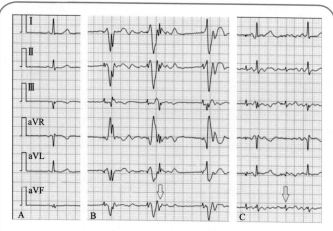

图 7-9 冠状静脉起搏

A. 自身窦性心律。B. 左心外膜起搏：超宽的 QRS 波，超过感知不应期，箭头再触发一个感知；调整导线深度，电极进入心房表面。C. 心房起搏：箭头所指可能是左房起搏的 P 波，所以未下传。加大起搏电流并调整导线深度过程中，出现膈肌起搏（电极在心脏表面接近膈肌）。

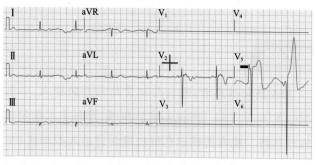

图 7-10 右心室常规目标腔内图

心外膜起搏：去极化从心外膜→心内膜→经心内膜下浦肯野网传导到整个心室。增加"心外膜→心内膜"的过程，因此，QRS 波进一步增宽，QT 间期延长，易出现 R-on-T 现象而诱发室性心动过速。

经冠状窦起搏的潜在问题：①临时起搏电极较硬，易损伤静脉瓣；②起搏阈值过高；③膈肌起搏。

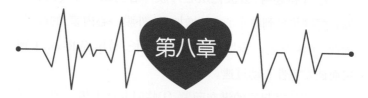

第八章

临时起搏器

临时起搏器（temporary pacemaker），又称为体外心脏起搏器（external cardiac pacemaker），其本质是体外脉冲发生器（external pulse generator）。

床旁临时起搏只需单腔起搏器。心外科术后心外膜起搏，有双腔、三腔起搏需求。

临时起搏导线放置到位（进入心室并与心室壁恰当接触），连接好临时起搏器，默认的感知、输出参数，绝大多数情况下不必调整，仅需根据临床调节起搏频率。

一、起搏器参数

最初的起搏器只具有 3 个功能键，即开关、频率、电压。现在的起搏器多了另一个关键的功能——感知。另外，还有高频起搏功能（图 8-1）。还有一些隐藏的功能或参数如下。

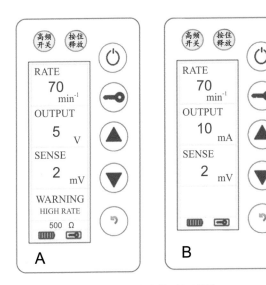

图 8-1 单腔临时起搏器

A. 恒压输出；B. 恒流输出。A 屏幕模块依次为起搏心率、输出、感知、高频起搏警告（默认无显示）、电阻、电量与锁定显示，右侧键顺序为电源、解锁、参数上调、参数下调、切换（频率 / 输出 / 感知）。

1. 电阻 双极临时起搏导线植入后电阻通常在 $400\sim600\,\Omega$，过高（$>1000\,\Omega$）提示断开，过低（$<300\,\Omega$）提示短路。

2. 带宽 输出脉冲时长，通常在 $0.5\sim2$ 毫秒。脉冲在电压或电流不变的情况下,带宽越长,夺获(capture)越强;但是当脉宽大于一定程度,这种关系就不明显。心内膜起搏最节能的带宽是 0.5 毫秒。临时起搏器带宽常规固定在 1 毫秒或 1.5 毫秒(图 8-2)。

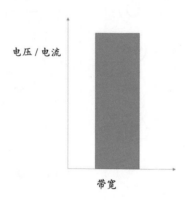

电压 / 电流

带宽

图 8-2 一次脉冲 = 输出 × 带宽

3. 不应期 起搏器在感知触发或发放起搏脉冲后,随后的一段时间不再感知。这段时间称为不应期。

不应期 = 空白期 + 噪声采样期(也称作相对不应期)

空白期:对外界信号不感知。

噪声采样器:感知并触发另一个不应期(包括空白期 + 噪声采样期),但是不调整起搏间期。

噪声反转:如果连续不断触发不应期,起搏的间期并未重整,所以脉冲发生器仍然发放脉冲。噪声反转的好处在于有外界电磁干扰或外在肌电干扰,可避免停搏。另外,也可能带来过度起搏的风险(图 8-3)。

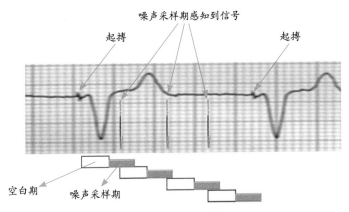

图 8-3　噪声反转示意图

　起搏触发一个不应期,然后噪声采样期不断触发新的不应期,因而起搏并未被抑制。

扩展阅读:各个厂家临时起搏不应期设置并不一致。AAI 模式,如果使用单极临时导线(正极在体表)在心房中 P 波与 QRS 波振幅区别不大,容易交叉感知,所以 AAI 不应期要长于 VVI 模式(图 8-4);实际上目前的双极临时起搏导线的正、负极在心房形成的标准导联上,QRS 波振幅相对 P 波小很多(图 8-5)。另外,也有临时起搏器不设置噪声采样期,不应期只有空白期,设置 AAI 不应期 400 毫秒,VVI 不应期 300 毫秒。

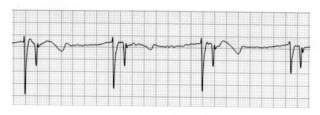

图 8-4　心房内腔内图

　　P 波与 QRS 波振幅相当。通常 250 毫秒不应期也足够，如 PR 间期延长并 QRS 波增宽的情况就可能不够。

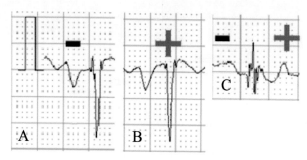

图 8-5　电极在心房

A. 负极腔内图；B. 正极腔内图；C. 正、负极标准导联。

二、优化起搏参数

　　1. 频率（rate）　根据临床需求优化，50～70 次 /min 最常见。而在 ECMO 支持下的心室静止患者，起搏目的是维持心肺血流，避免血栓形成，30～40 次 /min 即可；防治长 QT 诱发室性心动过速，80～100 次 /min。超速起搏以高于自身频率 10～20 次 /min。

2. 输出（output）　通常输出脉冲的带宽固定,能调节的是电流或电压。

欧姆定律:电流 = 电压 / 电阻(I=U/R)。

如电阻为 500Ω,电压为 5V,电流计算:5V/500Ω=10mA。

起搏阈:能起搏夺获心脏的最小刺激,即增大输出到能起搏的临界点。

输出常规设置方法:①将频率设定到至少比患者的固有频率快 10 次 /min,并且将感知设定为恰当值。②通过心电监护来确认 1∶1 的夺获,并逐渐降低输出,直到心电监护显示失去 1∶1 夺获(起搏和感知指示器间歇性闪烁)。③按照心电监护的情况,再次提高电流直到重新得到 1∶1 夺获(起搏指示器闪烁;感知指示器停止闪烁)。再次得到夺获的值是刺激阈值。多数刺激阈值低于 1.0mA,常在 0.3～0.7mA(说明贴近心内膜良好)。④将输出设定为至少为阈值 2 倍的值,以保证有恰当的安全余量。阈值为 1mA 时,患者的合适输出设定值应至少为 2mA。⑤重新将频率设定为适当的值。

注意:特殊情况下,起搏阈可能超过 5mA,如心肌炎、高钾血症、电极在冠状窦。此时,输出设置无需 2 倍阈值。

3. 感知（sense）　又称为灵敏度,感知的目的是有自主心电,则不起搏,即按需起搏(图 8-6)。单腔起搏模式包括 SSI、SOO。

SSI:单腔起搏并感知,感知后抑制起搏。在心房称为 AAI,在心室称为 VVI。

SOO:仅起搏,无感知。在心房称为 AOO,在心室称为 VOO。

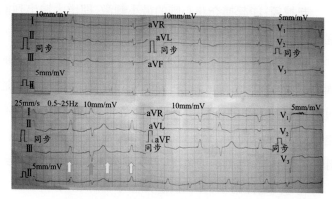

图 8-6 感知

三度房室传导阻滞予以临时起搏。起搏频率为 60 次 / min,即间隔 1 秒起搏。绿色箭头指示起搏心律。第一个绿色箭头后,起搏预计在 1 秒后黄色箭头处。蓝色箭头所指自主心律被起搏器感知,重新计算起搏间期。蓝色箭头后 1 秒无自主心律出现,脉冲发放出现起搏心律(第二个绿色箭头)。

感知设置方法(通过图 8-7～图 8-10 理解感知阈,下面这段话就容易理解了):①将频率设定为比固有频率(如心电图测定的固有频率)至少低 10 次 /min。②将输出设为最小（0.1V/mA），以避免出现竞争性起搏的危险。③将感知设为最小（通常为0.4～0.5mV，当起搏器感知到患者固有的心律时，感知指示器应闪烁）。④提高 mV 值（降低灵敏度），直到起搏指示灯闪烁为止。⑤降低 mV 值（提高灵敏度），直到感知指示灯再次开始闪烁为止。这个值即感知阈。通常心房内的阈值至少为2mV，心室内的阈值至少为4mV。⑥将感知设为阈值的 1/2 或更低，以保证安全余量。阈值是5mV 时，合适感知设定值应为2～2.5mV。但是不建议将感知设定 >3mV。⑦将频率和输出调到最初的值。

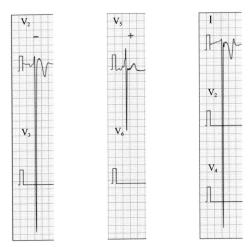

图 8-7 感知阈与腔内图

V₂接负极、V₅接正极，腔内图提示导线头端指向心尖，并与心内膜恰当接触。负极接RA，正极接LA，即Ⅰ导联。感知阈为12mV。

感知阈: 波峰的高度（绝对值）。起搏器也可视为一台心电图机——正负极形成一个标准导联。起搏器可感知的电压变化如图8-7中Ⅰ导联。所以，感知阈只与电极的位置、患者的心电活动有关。

病例 38

60岁男性患者，因"反复晕厥1天并摔伤"入急诊。异丙肾上腺素泵入下心率41次/min。双极腔内心电引导下植入电极到位（图8-8），此时起搏器能记录的心电图（8-9）。

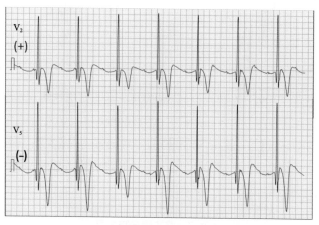

图8-8　双极腔内图引导植入电极

V(−)ST段稍抬高，提示负极恰当贴壁，QRS波振幅V(−)>V(+)，提示导线指向心尖。

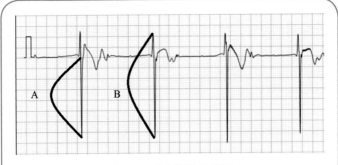

图 8-9　感知阈的示意图

　　导线的正极与负极组成的标准导联。目前已有显示该导联心电图的功能临时起搏器。也可以通过心电图机来呈现：将 RA 连接负极，LA 连接正极，Ⅰ导联即可视为起搏器感知的心电图。A 的高度（约 3.7mV）即为感知阈值。起搏器感知调到：4mV 则无感知，3.5mV 则可以感知，记录感知阈为3.5mV。振幅高低不一，所以临时起搏感知阈值并不精准。理论上 B 也可作为起搏阈，但机器设计将更复杂。

起搏器如何感知?

　　感知的恰当设置是为了滤过其他电干扰，又能感知 QRS 波或 P 波（图 8-10）。通常 VVI 模式下，2mV 足以滤过其他干扰，低于 1mV 误感知风险出现。特别注意，有些情况不适合测感知阈。VVI 模式下感知设为 2mV 基本是"万能模式"（也是智能机型的默认值）。

　　情况允许，常规测感知与起搏阈值。因为内环境变化、电极插入心室壁电极成熟等原因导致电阻可能增大，所以恒压（计量为 V）要比恒流（mA）的机器安全余量应更高。安全余量的设置,主要考虑的因素是电极的移位。

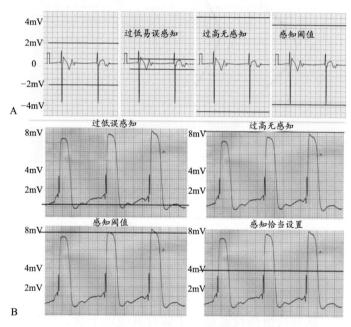

图8-10 感知设置示意图

A、B是两个病例。感知阈值即波峰/谷的高度,即最大电压（绝对值）。感知则是设置的"红线"。触碰到"红线",起搏器感知。

注意:极少数情况下,误入冠状窦、心肌病变水肿（如心肌梗死、心肌炎）、内环境紊乱可导致起搏阈值增高,如重症心肌炎起搏阈可达 5mA 以上。

紧急模式:频率 80 次 /min,感知 ≥ 2mV/SOO,输出设为最大。

VVI "万能模式":感知 2mV,输出 5V/5 ～ 10mA。

并发症防治

经静脉临时起搏总体安全,但是临床者应警惕不常见却致命的并发症,设法降低心脏压塞及其他并发症。除起搏功能异常,并发症可分为两类,即穿刺相关、导线相关。

一、穿刺相关

穿刺可能导致出血、穿刺到动脉、血气胸、神经损伤、胸导管损伤。

反复多次穿刺,凝血功能障碍易导致出血与血肿。顺利穿刺到静脉,一般并不会导致出血。反复穿刺针(大针)穿刺,误入动脉,凝血功能障碍,易致出血与血肿。非超声实时引导下,应避免直接用穿刺针反复穿刺,先用注射局麻的小针试穿。反复用穿刺针(大针)刺颈内,可损伤臂丛神经。左锁骨下穿刺,可能损伤胸导管。气胸主要与锁骨下/上穿刺有关。颈内静脉进针角度小、过深,也可导致气胸。

穿刺到动脉:立即压迫。若凝血及血小板功能障碍,压迫时间要长。避免压一下,松开,等出现血肿再压迫。先手压,之后沙袋/盐袋压迫。

动静脉瘘形成:沙袋持续压迫。

导致死亡:①肺气肿患者,一侧气胸后,再穿刺对侧导致气胸;②血管鞘误植入锁骨下动脉,慌忙中拔除血管鞘;③误穿刺动脉,凝血及血小板功能极差,颈部血肿迅速扩大压迫气管。

穿刺回抽到气体(气胸),及时影像学检查,必要时胸腔闭式引流。造成一侧气胸,避免对侧穿刺。

穿刺到锁骨下动脉,退针后压迫锁骨两侧。胸腔内无法压迫,凝血与血小板功能障碍时,应权衡风险获益。

血管鞘植入动脉,需固定血管鞘:①侧孔可连接有创血压;②可采血行血气分析;③可尝试沿血管鞘送导线(图9-1),左心室起搏。

血管鞘误入动脉,慌忙中拔除,胸腔内血肿,无法压迫。凝血及血小板功能障碍,血肿与休克进展很快。此时试图再介入封堵,难度极大,外科手术一般也来不及。处理方法:只要血管鞘或导丝尚在动脉内,可应用血管缝合器;也可等待血管鞘周围组织增生硬化(窦道行成),再拔除鞘管,体表压迫。

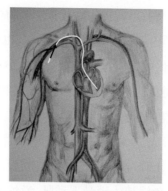

图 9-1　左心室临时起搏导线植入

右锁骨下穿刺，不幸误入动脉，起搏导线可沿锁骨下动脉进入主动脉，越过主动脉瓣，进入左心室。

注意引导钢丝植入的深度，太浅容易误拔除，植入鞘管注意抓住导丝，避免完全滑入体内（图9-2）。

穿刺并发症与操作技术、超声应用、穿刺点的选择、置管的急迫性都有关。出血风险极高的情况下，时间允许可选择贵要静脉。

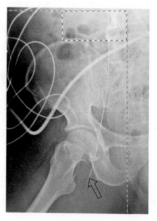

图 9-2　导丝滑入体内（箭头为导丝尾端）

二、导线相关

(一)心脏穿孔

负极插入心肌内(图 9-9)并不罕见,游离壁穿孔可导致心包积液或心脏压塞,增加死亡风险。心脏压塞发生率为 0.3%~0.9%,心房穿孔是最致命的并发症,心房壁较薄,易于捅破,迅速心脏压塞,一旦发生往往来不及抢救。常用的 6F 临时起搏导线看起来柔软,尖端钝而光滑似乎不可能捅穿心脏。实际临床植入时,因为导线困在血管与心脏内,插入力量直达尖端,捅穿心脏并非不可能。推测心房穿孔原因:紧急情况下,盲插/带电走植入,电极顶在右心耳仍然继续推进。

避免心房穿孔:①经左锁骨下植入导线,导线的弧度很容易自然地进入右心室,也容易进入右心耳,因此要注意导线头端塑形;②双极腔内心电图引导可明确提示电极顶住心房壁。

预防心室穿孔:①导线头端弧形缓冲;②负极腔内图 ST 段抬高 <2mV。

总之,操作轻柔,遇到阻力勿暴力推进,应回撤、调整方向甚至拔出导线重塑头端弯度。

续第二章病例 18

临时起搏安置后。实验室结果陆续回报,CTnI 19.972ng/ml,CK 1324.2U/L,CK-MB 1696U/L,BNP>25 000pg/ml,BUN 9.07mmol/L,Cr 126.34μmol/L,血常规(-)。予以 V-A ECMO 支持后,调低起搏频率,同时予以 β 受体阻滞剂控制心率(图 9-3)。

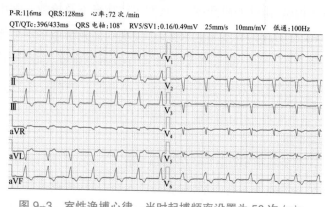

P-R:116ms   QRS:128ms   心率:72 次 /min

QT/QTc:396/433ms   QRS 电轴:108°   RV5/SV1:0.16/0.49mV   25mm/s   10mm/mV   低通:100Hz

图 9-3   室性逸搏心律。当时起搏频率设置为 50 次 /min,无起搏心律

患者逐渐好转,入院后第 10 天撤除 ECMO 支持。第 11 天查 CT,示室间隔穿孔(图 9-4)。

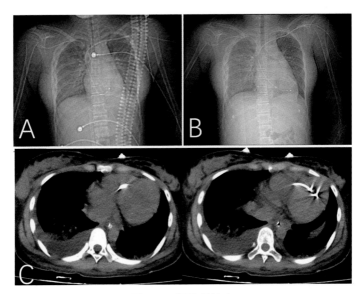

图 9-4　影像学检查

　　A.入院第 2 天 X 线片：导线到心底后折返顶在室间隔部；B.入院第 11 天 X 线片：与 A 对比，可察觉穿孔；C.CT检查：可明确看到导线从右心室穿入左心室。

　　发现后,立即拔出 6F 起搏电极。随后心脏彩超检查并未发现室间隔部有穿孔声像。第 20 天患者完全康复出院。

　　该病例提示室间隔穿孔可能没有不良后果,也容易忽略;然而导线即风险,无必要时应尽早拔除。

　　(二)心律失常

　　导线作为异物,与心内膜接触可导致期前收缩。导线头端顶压心室壁,能引起室性心律失常(图 9-5,图 9-6),心肌梗死心肌受损的情况下更常见。通常中止推进导线,或稍撤回即可。

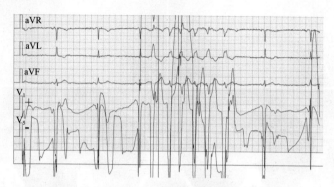

图 9-5 电极顶心室壁引起室性心律失常

腔内引导电极植入:V_1 接正极,V_5 接负极。负极腔内图 ST 段抬高远大于 2mV,提示顶住心室壁,继续推进出现室性心动过速,稍微回撤后消失。

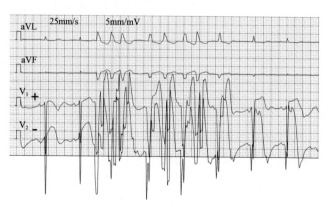

图 9-6 体位改变引发室性心律失常

80 岁女性患者,胆道手术择期起搏术中保护。腔内引导电极植入：V_1 接正极，V_2 接负极。确定电极到位后固定。患者抬头放枕头（体位改变）致电极与室壁摩擦，引起室性心动过速。头部运动停止后，室性心动过速消失。

偶有电极进入心室即出现室性心律，而电极并未顶住心室壁。

病例 39

63 岁女性患者，拟行肺部肿块手术，心电图示间断二度 Ⅱ 型房室传导阻滞。择期临时起搏，腔内心电图引导下导线植入（图 9-7）。

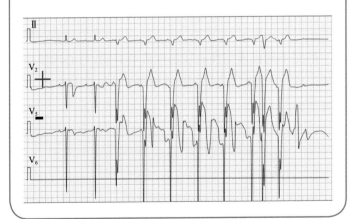

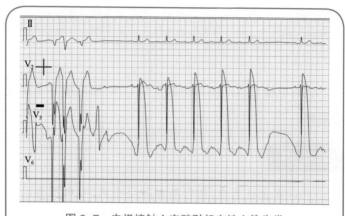

图 9-7　电极接触心室壁引起室性心律失常

电极进入心室，腔内图 ST 段尚未抬高，即出现室性心律，继续推送导线，电极与心室壁稳定接触（宽 R 波），室性心律消失。稍回撤电极，又出现室性心律。

推测本例出现室性心律由电极有移动，与心内膜摩擦所致。反而出现宽 R 波（顶住心室壁），电极不再移动，心律失常消失。

三、感染

导丝易弹到工作服及无菌区外。应穿无菌手术服，铺足够宽的无菌单等习惯性的无菌规范操作。规范的无菌操作，良好的电极固定，通常不易感染。注意对创口的观察（透明敷料的优势）。股静脉置管易被大肠细菌污染而感染。

免疫力低的患者应避免股静脉入路。锁骨下植入降低感染风险。

电极脱位后,消毒并推送导线会增加感染风险。解决方法:①电极送入心尖部,牢靠固定,避免脱位调整;②使用连接血管鞘的导线保护套。

48小时内通常不易感染,随后感染机会增加。

四、血栓与出血

植入血管鞘的静脉内最易血栓形成,导线尖端也可形成血栓(图9-8)。锁骨下静脉置管后同侧肢体肿大,要考虑血栓形成。股静脉入路血栓形成很常见,因为制动、穿刺致血管内皮损伤及异物三大因素。植入超过24小时,应考虑至少预防性抗凝。

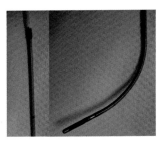

图9-8　导线血栓附着

老年女性患者,凝血功能正常,植入导线2天拔除导线,可见头端及与出血管鞘处血栓附着。

病例 40

　　年轻女性患者,心肌炎并房室传导阻滞,床旁"带电走"插入普通 6F 起搏导线,ECMO 支持后查看超声(图 9-9)。已精准抗凝,导线头端的血栓样改变为穿透心内膜导致出血形成(该病例由湖南省人民医院超声科夏晓辉提供)。

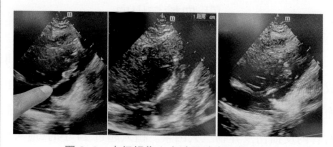

图 9-9　电极损伤心室壁导致出血与血栓
　　二维超声查看起搏导线(非标准右房右室切面),导线头端在心尖部并插入心肌。导线头端与室壁粘连,被血栓样纤维丝包绕。

五、起搏与感知异常（图 9-10）

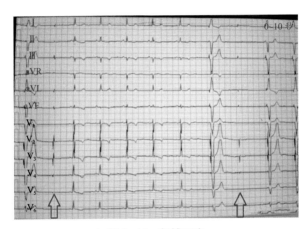

图 9-10　起搏不良

参数设置：频率 60 次 /min，输出 3mA，感知 2mV。箭头所示心室起搏后有局部电流，但并未夺获心室而出现 QRS 波。

（一）电极脱位

病例 41

50 岁男性患者，完全性右束支传导阻滞并左前分支阻滞、窦性心动过缓，外科手术前予以临时心脏起搏安置。术后发现起搏与感知均有问题。设置起搏参数：输出 3mA，感知 2mV，起搏 70 次 /min，查心电图（图 9-11）。

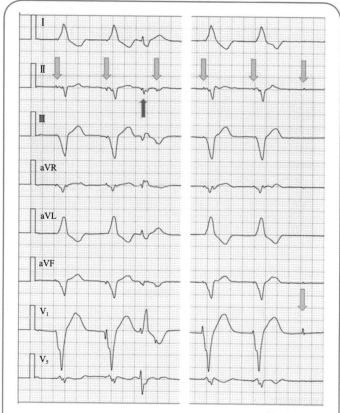

图 9-11 感知与起搏不良

右室心尖部起搏，感知、起搏不良。第 6 个↓所指起搏不良容易发现，因为有 QRS 波脱落：仅有局部电流，未能夺获心室。第 3 个↓所指仍有起搏脉冲发出，是因为↑所指 QRS 波未被感知（即感知不良），同时脉冲并未夺获心室。

应用腔内心电图检测电极位置（图 9-12）。

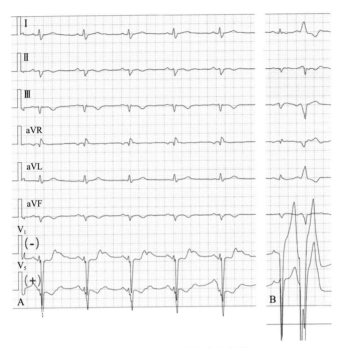

图 9-12　腔内图鉴定电极位置

　　A. 起搏感知不良时所测腔内图：QRS 波振幅正极约 1.3mV，负极 2.3mV，提示电极刚刚过三尖瓣口。B. 安置导线提示电极植入到位腔内图：负极贴壁，并引发一个期前收缩。本例因不再需要临时起搏保护，未再调整电极位置，直接拔除电极。

　　电极脱位 Vs QRS 振幅：退到三尖瓣口 (-)>(+)，转向肺动脉 (+)>(-)。

　　所以，起搏、感知不良最主要的问题是电极不到位。如

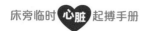

果不用腔内心电或透视下引导,经验丰富的医师通常会将导线送入 2～3cm。

病例 42

76 岁男性患者,既往有慢性阻塞性肺疾病,因"呼吸困难加重"于呼吸科住院。入院当天两次突发意识丧失伴心动过缓抢救。第二次抢救,心肺复苏成功后,查心电图示三度房室传导阻滞(图 9-13)。

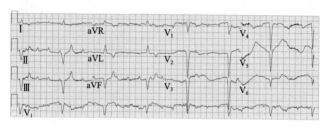

图 9-13　三度房室传导阻滞

予以床旁带电走安置临时起搏器(图 9-14,图 9-15)。

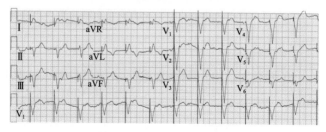

图 9-14　起搏术后心电图

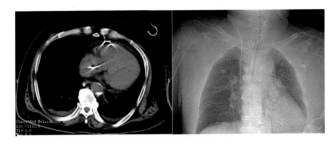

图 9-15　起搏术后第 3 天 CT

术后 CT 示导线前端呈鱼钩型，头端从右心室心尖部后方往前折返。

　　患者为阵发性三度房室传导阻滞，临时起搏植入 3 天后再现极度心动过缓，起搏不能夺获（图 9-16），再次抢救。

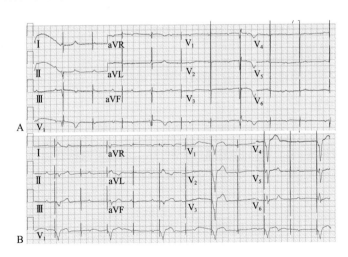

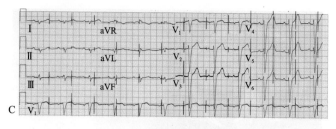

图 9-16　起搏感知功能异常

　　A. 无起搏夺获；B. 间断起搏夺获；C. 感知不良，并起搏障碍。

　　随后 2 天内反复调整导线深度（推送导线或撤回）及起搏参数调整，以达到稳定起搏。仍然反复出现起搏不良。3次请超声科会诊：超声第一次探查确定导线头端在右心室内，第二次探查导线头端在右心室内飘动，第三次右心室未探及导线。

　　起搏植入第 5 天，抢救中请急诊科会诊，查腔内心电图（图 9-17）。

　　通常只要电极越过三尖瓣，在右心室均能有效起搏。根据腔内图 QRS 波整幅（图 9-17A），可确定电极在心室内，并指向流出道。起搏不能夺获的原因是正、负极均未贴近心室壁。

　　本例电极植入的问题：①导线头端未塑形；导线经上腔植入，头端弧度 20° ～30° 较合适。常规供货的临时导线预塑形是按经股静脉植入设计。②床旁盲插的局限性。

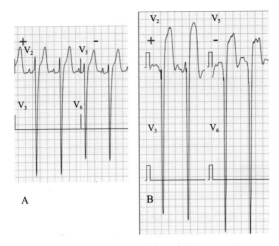

图 9-17　腔内心电图

　　A.QRS 振幅（＋）＞（－），提示电极指向流出道，电极位置可能在右室中间；B.QRS 振幅（－）＞（＋），电极指向心尖，ST 段抬高提示电极贴合心内膜。

　　拔除导线，重新植入合适塑形的导线,腔内心电图引导下判定电极指向心尖,并与心内膜恰当贴合（图 9-17B）。测得起搏阈值 0.3V,感知阈 10mV。设置起搏 5V,感知 2mV,起搏良好（图 9-18）。随后临时起搏工作正常,直到永久起搏器植入。

　　根据起搏心电图Ⅲ导联（纵轴方向）QRS 波判断电极位置:在心室中间（图 9-16B）→在偏心室底部（图 9-14）→在心室最底部（图 9-18）。

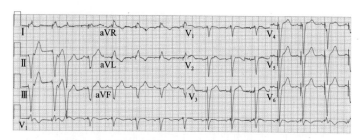

图 9-18 右心室心尖部起搏

病例 43

41 岁女性患者，三度房室传导阻滞并室性逸搏，导管室安置临时起搏器。起搏感知不良。超声与腔内图查看电极位置（图 9-19）。

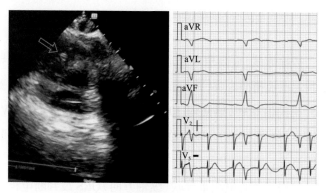

图 9-19 超声结合腔内图定位电极

床旁超声示电极（箭头所示）在右室流出道；腔内图提示电极接近心房，并不在心室内。随后动态腔内图确定电极误入冠状窦。

（二）机器故障

包括机器断电、线路短路或断裂、接触不良,临时起搏器与电极之间起延长作用的连接线 /（patient cable）断裂或接触不良较常见。国内罕有使用一次性的连接线。通常临时起搏安置连接好后电阻为 400～600Ω。有些机器设计电阻超出一定范围（如 200～2000Ω）会报警;有些则可以检测与显示电阻。以电阻确定电路完好。

病例 44

年轻女性患者,暴发性心肌炎并三度房室传导阻滞,急诊床旁腔内图引导植入导线。术后起搏图示右心室心尖部起搏（图 9-20）。术前已换新电池。

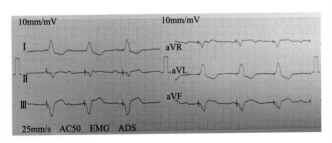

图 9-20 右室心尖部起搏

临时起搏器突然断电停止工作（图 9-21）。

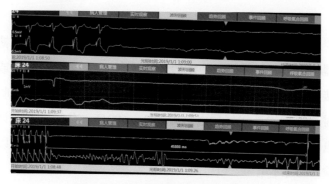

图 9-21　起搏器故障导致心室静止

　　监护回放：起搏中止后，仅有 P 波，无 QRS 波，随后 P 波消失，有偶发心室逸搏。持续近 2 分钟。

　　所幸及时发现，并更换临时起搏器。再起搏后患者立即清醒（感觉如入睡一般），2 周完全康复出院。

　　临时起搏器电量低报警（包括取出电池）后，常规设计可以继续工作一段时间。此例机器直接关机不合预期。急诊室临时起搏器频繁使用与转运，可能被反复除颤或摔砸损坏。目前临时起搏器一般都有电量显示。选用高质量电池，电量不满即可换电池。定期检测机器及连接线，怀疑有问题时应送检。

六、留置时间

　　经静脉临时起搏最长可以放置多久？

通常认为是 2 周,其实不然。问题在于,留置的时间越久,风险越大,包括感染、穿孔、脱位、血栓与出血。临时起搏只是临时的手段,应考虑尽早拔除。超长时间的临时起搏支持是无奈的选择。

病例 45

(可以"后悔"的临时起搏)27 岁女性,病毒性心肌炎患者,持续三度房室传导阻滞,临时起搏植入 2 周后换位置重新植入一次。一直住院观察并期待恢复窦性心律,直到临时起搏植入 42 天后植入永久起搏器。然而,2 天后,恢复窦性心律。

病例 46

92 岁男性患者,因"呼吸衰竭、心力衰竭、CKD 4 级,心包和胸腔积液、三度房室传导阻滞等系列疾病"在急诊抢救,予以临时起搏支持等对症治疗。心血管内科评估基础情况太差,不建议植入永久起搏。最终患者家属签字出院。携临时起搏器回家。最初患者因呼吸困难完全卧床在家,逐渐可下床活动,到院子里晒太阳,基本生活自理。遂建议回医院植入永久起搏器(图 9-22)。永久起搏植入前,临时起搏支持共 2 个月,未见并发症,起搏良好,每日利伐沙班 10mg 抗凝。

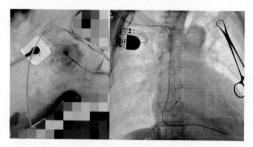

图 9-22 临时起搏 2 个月后

经左锁骨下导线植入 2 个月,并无感染(为减低感染机会,已拔除血管鞘)。经右锁骨下植入双腔永久起搏。

对于各种原因,无法制作囊袋植入永久起搏的情况,可以按长期中心静脉管植入方法——导线走皮下隧道(图 9-23),以防感染。

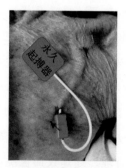

图 9-23 带皮下隧道的半永久起搏示意图

经左锁骨下植入永久起搏导线,经皮下隧道外接永久起搏器。

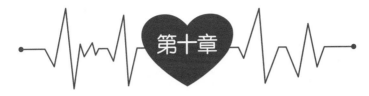

第十章

经胸壁与食管起搏

一、经胸壁起搏

电极片安置方法,首选前后位(图 10-1),次选常规除颤的贴法(图 10-2)。

常规安置步骤:

1. 连接除颤仪的监护电极与起搏电极。

2. 开机到起搏模式。

3. 设定起搏频率。

4. 观察到特殊的起搏钉。

5. 增加起搏输出电流,直至心电夺获。

6. 触诊脉搏或床旁超声,判断机械夺获。

7. 夺获所需的最小电流称为起搏阈值。

8. 将电流调整至超过阈值的 10%,作为最终的起搏输出。

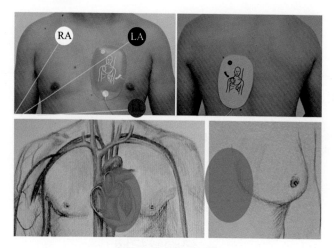

图 10-1　前后贴

电极贴在心脏前后体表投影上。背后的电极片尽量避开脊柱与肩胛骨。通常需要连接除颤仪自带的监护，才能实现按需起搏。如果为女性，应避开乳房。LA. 左上肢；RA. 右上肢；LL. 左下肢。

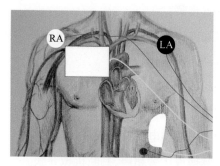

图 10-2　胸前

与常规电除颤电极片位置相同。LA. 左上肢；RA. 右上肢；LL. 左下肢。

9. 通常阈值在 40～80mA。

注意：经胸起搏电流干扰较大，普通心电图机与监护无法显示图形（图 10-4）。只有贴好除颤仪自带监护，才能清楚显示。除颤仪的起搏电极无法再起搏时。

病例 47

老年男性患者，CKD 4 级，因"胸闷、乏力 1 天"入急诊。血气检查示血钾 7.3mmol/L。突发心率降低至 30 次 /min。立即予以异丙肾上腺素 + 生理盐水泵入。同时，安置经胸壁心脏起搏（图 10-3）。

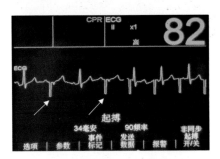

图 10-3 经胸壁起搏设置

经使用药物，患者心率已达 80 次 /min。以 90 次 /min 的频率起搏。起搏电流由 0 逐渐调到 34mA 时出现起搏夺获：2 个箭头所指为起搏信号（起搏钉），之后紧随夺获的很小 QRS 波，以及明显 T 波。右侧的 4 个起搏信号并无夺获，因为起搏电流未达到起搏阈。随后设定起搏输出为 44mA，频率 46 次 /min。

病例 48

老年男性患者,住院期间在心电图室检查时出现晕厥,就近送急诊室抢救。到达急诊,出现心搏骤停,予以心肺复苏 30 分钟后,出现偶发逸搏动,立即予以经胸起搏(图 10-4～图 10-6)。

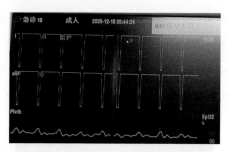

图 10-4 心电监护

经胸壁起搏下,普通监护仪无法显示清楚的心电图,但是血氧饱和度波形可提示夺获。

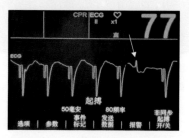

图 10-5 按需起搏模式(VVI)

每个起搏信号后都有明显的 QRS 波(心电夺获)。箭头所指出现自主 QRS 波,被除颤仪感知,起搏脉冲被抑制。

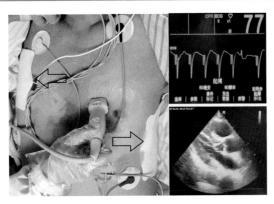

图 10-6　抢救现场

　　除颤仪显示起搏夺获,同时超声探查确认心脏有机械收缩,瓣膜开合良好。箭头所指的电极片并不符合常规推荐,因为在用 Lucas 在胸骨上行胸外按压,所以电极片既不方便前胸后背安置,也无法把电极片放置在左锁骨下。但是 50mA 可以稳定起搏,达到要求,并符合贯穿心脏的原则。

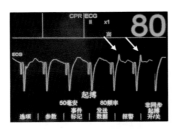

图 10-7　感知异常

按需起搏模式下,箭头所指为自主 QRS 波,未被感知。

　　目前,除颤仪感知是固定的,并不能调节。QRS 波整幅较低时,则不能被感知(图 10-7)。改善感知的方法只有调整监护电极的位置,并且要考虑暂停起搏,转到监护模式以观察自主心律。本例随即改为经静脉临时心脏起搏。

经胸壁起搏患者会不会很痛苦?

最初的经胸起搏,清醒患者很痛苦。几个改进使得经胸壁起搏安全、舒适:①最初起搏脉冲的脉宽为 1～2 毫秒,现在增加到 20～40 毫秒,同时为恒流输出,因此大大降低了起搏电流;②宽大的电极贴片降低电流密度,良好的导电胶减低电阻。

通常起搏电流 <50mA,患者一般可以耐受。>50mA 时,应考虑镇定、镇痛。皮肤干燥可导致电阻增加,引起皮肤刺痛。同时,也可能导致胸肌起搏。镇痛、镇定应根据患者具体情况而来。一例以 60mA 持续起搏 18 小时的患者,未镇定、镇痛情况下,并无不适,仅次日出现胸部肌肉疼痛。

经胸壁起搏电压?

如图 10-1 贴好电极片后,电阻通常为(71.6±14)Ω,而经胸起搏的电流阈值在 40～80mA,起搏电压仅为几伏。

经胸起搏电压与除颤电压比较:目前常用双向波除颤仪,除颤的脉宽为 10 毫秒。假定患者电阻偏高(100Ω),设置除颤 200J,起搏电流 60mA,根据能量 = 电流 × 电压 × 时间 = 电流^2× 电阻 × 时间,则 200J= 电流^2×100Ω × 0.01s,电流为 20A。由此,除颤电压 =20A×100Ω=2000V;起搏电压 =0.06A×100Ω=6V。

二、经食管起搏

心房后邻食管,因此可经食管心房起搏(图 10-8)。专用的食管起搏器(心脏电生理刺激仪,又名食管调搏仪)起搏脉宽为 10 毫秒。经食管起搏阈平均在 10.2mA(范围 4.5～20mA)。当脉宽降低到 1～1.5 毫秒,起搏阈范围在 18～28mA。吞少许盐水有助降低起搏阈值。

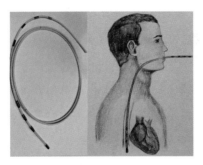

图 10-8　专用的食管起搏导线及插入示意图

4 极食管专用导线,经口或经鼻插入,传统上采用 4 个 V 导联同时监测 4 个电极的位置,选取最接近心房电极(P 波振幅最大)作为负极起搏。现在的食管调搏仪接好导线,即显示多个导联心电图,4 个电极中的任意两个电极可组成一个导联。

食管起搏仅能起搏心房,是超速起搏中止阵发性室上性心动过速仍然可选择的一个方案。其操作难度和舒适度取决于"插胃管"的技术。

下面是在没有专用食管起搏器与导线的情况下,尝试用普通临时起搏器和导线成功经食管超速心房起搏,终止阵发性室上性心动过速的病例。当时使用的临时起搏器:起搏脉宽为 1.5 毫秒,最大输出为 25mA。特别注意,普通临时起搏器输出有可能达不到起搏阈。

病例 49

88 岁男性患者,因"胸闷 3 小时"入院。既往因心肌梗死植入支架 1 枚,一直规律冠心病二级预防。平日心搏较慢(约 50 次 /min),血压 130～140/80mmHg。体格检查示血压 80/48mmHg,神志清楚。cTnI 0.053ng/ml(参考范围 <0.023ng/ml)。心电图示阵发性室上性心动过速(图 10-9)。初步诊断为心肌梗死、休克、阵发性室上性心动过速。

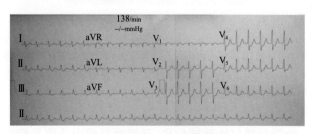

图 10-9 心电图

未见 P 波;窄 QRS 波心动过速;aVR 抬高,V_2～V_6 ST 段压低。

快速心律失常伴休克,首选电复律。电复律镇定、镇痛,有抑制呼吸的风险。与患者沟通后,决定先尝试食管起搏(图10-10)。

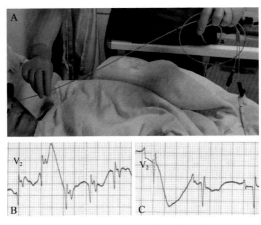

图 10-10 插入食管起搏导线

A.经鼻插入导线(使用的经静脉起搏的二极导线);B.负极接 V$_2$,接近心房,QRS 波后可见明显 P 波;C.复律后食管心电图:P 波在 QRS 波之前。

因担心反复移动导线会导致患者不适,并未寻找最高大 P 波,而是将电极插到接近胃的位置,接好临时起搏器,VVI 模式,25mA,160 次 /min,边起搏边缓慢退导线,几次心房夺获后复律。该患者术中并无特殊不适。转复窦性心律后,患者症状立即消失,血压恢复正常。符合 2 型心肌梗死的诊断。

参考文献

[1] BING O H, MCDOWELL J W, HANTMAN J, et al. Pacemaker placement by electrocardiographic monitoring[J]. N Engl J Med, 1972, 287(13): 651.

[2] MCWILLIAM J A. Electrical Stimulation of the Heart in Man[J]. Br Med J, 1889, 1(1468): 348–350.

[3] ZOLL P M. Resuscitation of the heart in ventricular standstill by external electric stimulation[J]. N Engl J Med, 1952, 247(20): 768–771.

[4] FURMAN S, SCHWEDEL J B. An intracardiac pacemaker for Stokes–Adams seizures[J]. N Engl J Med, 1959, 261: 943–948.

[5] HEINROTH K M, UNVERZAGT S, MAHNKOPF D, et al. Transcoronary pacing: Reliability during myocardial ischemia and after implantation of a coronary stent[J]. Med Klin Intensivmed Notfmed, 2020, 115(2): 120–124.

[6] QUAST A B E, BEURSKENS N E G, EBNER A, et al.

Feasibility of An Entirely Extracardiac, Minimally Invasive, Temporary Pacing System[J]. Circ Arrhythm Electrophysiol, 2019, 12(7): e007182.

[7] KUSUMOTO F M, SCHOENFELD M H, BARRETT C, et al. 2018 ACC/AHA/HRS Guideline on the Evaluation and Management of Patients With Bradycardia and Cardiac Conduction Delay: A Report of the American College of Cardiology/American Heart Association Task Force on Clinical Practice Guidelines and the Heart Rhythm Society[J]. Circulation, 2019, 140(8): e382-e482.

[8] MEDINA-RAVELL V A, LANKIPALLI R S, YAN G X, et al. Effect of epicardial or biventricular pacing to prolong QT interval and increase transmural dispersion of repolarization: does resynchronization therapy pose a risk for patients predisposed to long QT or torsade de pointes?[J]. Circulation, 2003, 107(5): 740-746.

[9] KÖHLER H, ZINK S, SCHARF J, et al. Severe esophageal burn after transesophageal pacing[J]. Endoscopy, 2007, 39 Suppl 1: E300.

[10] KAWATA H, PRETORIUS V, PHAN H, et al. Utility and safety of temporary pacing using active fixation leads and externalized re-usable permanent pacemakers after lead

extraction[J]. Europace, 2013, 15(9): 1287–1291.

[11] WEBSTER M, PASUPATI S, LEVER N, et al. Safety and Feasibility of a Novel Active Fixation Temporary Pacing Lead[J]. J Invasive Cardiol, 2018, 30(5): 163–167.

[12] GAMMAGE M D. Temporary cardiac pacing[J]. Heart, 2000, 83(6): 715–720.

[13] GANGATHIMMAIAH V. Emergency transvenous cardiac pacing[J]. Emerg Med Australas, 2017, 29(2): 229–232.

[14] TINTINALLI J E. TINTINALLI'S EMERGENCY MEDICINE [M]. 8th ed. New York: McGraw–Hill Education, 2016.

[15] HWANG Y M, KIM C M, MOON K W. Periprocedural temporary pacing in primary percutaneous coronary intervention for patients with acute inferior myocardial infarction[J]. Clin Interv Aging, 2016, 11: 287–292.

[16] 刘猛, 胡泽彪, 周玉成, 等. 临时心脏起搏联合艾司洛尔在急性心肌梗死患者中的应用报告一例 [J]. 实用休克杂志, 2019, 3(6): 377–380.

[17] 刘猛, 祝益民, 韩小彤, 等. ECMO 支持下 β 受体阻滞剂治疗心源性休克 2 例报告 [J]. 中华急诊医学杂志, 2019, 28(8): 1053–1054.

[18] GHALAYINI M, BRUN P Y, AUGUSTIN P, et al. Esmolol Corrects Severe Hypoxemia in Patients with Femoro–

Femoral Venoarterial Extracorporeal Life Support for Lung Transplantation[J]. J Extra Corpor Technol, 2016, 48(3): 113–121.

[19] GREISSMAN A, SILVER P, NIMKOFF L, et al. Transvenous right ventricular pacing during cardiopulmonary resuscitation of pediatric patients with acute cardiomyopathy[J]. Pediatr Emerg Care, 1995, 11(1): 17–19.

[20] HAZARD P B, BENTON C, MILNOR J P. Transvenous cardiac pacing in cardiopulmonary resuscitation[J]. Crit Care Med, 1981, 9(9): 666–668.

[21] WHITE J D, BROWN C G. Immediate transthoracic pacing for cardiac asystole in an emergency department setting[J]. Am J Emerg Med, 1985, 3(2): 125–128.

[22] HEDGES J R, SYVERUD S A, DALSEY W C, et al. Prehospital trial of emergency transcutaneous cardiac pacing[J]. Circulation, 1987, 76(6): 1337–1343.

[23] BARTHELL E, TROIANO P, OLSON D, et al. Prehospital external cardiac pacing: a prospective, controlled clinical trial[J]. Ann Emerg Med, 1988, 17(11): 1221–1226.

[24] CUMMINS R O, GRAVES J R, LARSEN M P, et al. Out-of-hospital transcutaneous pacing by emergency medical technicians in patients with asystolic cardiac arrest[J]. N

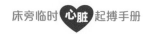

Engl J Med, 1993, 328(19): 1377–1382.

[25] NEUMAR R W, OTTO C W, LINK M S, et al. Part 8: adult advanced cardiovascular life support: 2010 American Heart Association Guidelines for Cardiopulmonary Resuscitation and Emergency Cardiovascular Care[J]. Circulation, 2010, 122(18 Suppl 3): S729–S767.

[26] BERG K M, SOAR J, ANDERSEN L W, et al. Adult Advanced Life Support: 2020 International Consensus on Cardiopulmonary Resuscitation and Emergency Cardiovascular Care Science With Treatment Recommendations [J]. Circulation, 2020, 142(16_suppl_1): S92–S139.

[27] METKUS T S, SCHULMAN S P, MARINE J E, et al. Complications and Outcomes of Temporary Transvenous Pacing: An Analysis of > 360,000 Patients From the National Inpatient Sample[J]. Chest, 2019, 155(4): 749–757.

[28] TJONG F V Y, DE RUIJTER U W, BEURSKENS N E G, et al. A comprehensive scoping review on transvenous temporary pacing therapy[J]. Neth Heart J, 2019, 27(10): 462–473.

[29] 万学红, 卢雪峰. 诊断学 [M]. 8 版. 北京: 人民卫生出版社, 2014.

[30] COOPER J K. Electrocardiography 100 years ago. Origins,

pioneers, and contributors[J]. N Engl J Med, 1986, 315(7): 461–464.

[31] 单其俊, 杨兵, 曹克将, 等. 新胸前导联在诊断 Brugada 综合征中的应用 [J]. 中华心血管病杂志, 2004, 32(7): 578–583.

[32] 张俊蒙, 王泽峰, 李海宴, 等. 新的"盲法"腋静脉穿刺术在起搏器植入术中的有效性和安全性 [J]. 中华心血管病杂志, 2019, 47(9): 737–741.

[33] GULOTTA S J. Transvenous cardiac pacing. Technics for optimal electrode positioning and prevention of coronary sinus placement[J]. Circulation, 1970, 42(4): 701–718.

[34] FERGUSON J D, BANNING A P, BASHIR Y. Randomised trial of temporary cardiac pacing with semirigid and balloon–flotation electrode catheters[J]. Lancet, 1997, 349(9069): 1883.

[35] PIELA N, KORNWEISS S, SACCHETTI A, et al. Outcomes of emergency department placement of transvenous pacemakers[J]. Am J Emerg Med, 2016, 34(8): 1411–1414.

[36] HECHT H H. Potential variations of the right auricular and ventricular cavities in man[J]. Am Heart J, 1946, 32: 39–51.

[37] LIU M, HAN X. Bedside temporary transvenous cardiac pacemaker placement[J]. Am J Emerg Med, 2020, 38(4):

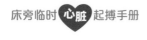

819–822.

[38] BUCKINGHAM T A, CANDINAS R, SCHLAPFER J, et al. Acute hemodynamic effects of atrioventricular pacing at differing sites in the right ventricle individually and simultaneously[J]. Pacing Clin Electrophysiol, 1997, 20(4 Pt 1): 909–915.

[39] GOLDBERGER J, KRUSE J, EHLERT F A, et al. Temporary transvenous pacemaker placement: what criteria constitute an adequate pacing site?[J]. Am Heart J, 1993, 126(2): 488–493.

[40] CAPOZZOLI G, ACCINELLI G, FABBRO L, et al. Intracavitary ECG is an effective method for correct positioning the tip of tunneled Groshong catheters[J]. J Vasc Access, 2012, 13(3): 393–396.

[41] PITTIRUTI M, HAMILTON H, BIFFI R, et al. ESPEN Guidelines on Parenteral Nutrition: central venous catheters (access, care, diagnosis and therapy of complications)[J]. Clin Nutr, 2009, 28(4): 365–377.

[42] WILSON R G, GAER J A. Right atrial electrocardiography in placement of central venous catheters[J]. Lancet, 1988, 1(8583): 462–463.

[43] PITTIRUTI M, BERTOLLO D, BRIGLIA E, et al. The

intracavitary ECG method for positioning the tip of central venous catheters: results of an Italian multicenter study[J]. J Vasc Access, 2012, 13(3): 357–365.

[44] LANG R, DAVID D, KLEIN H O, et al. The use of the balloon–tipped floating catheter in temporary transvenous cardiac pacing[J]. Pacing Clin Electrophysiol, 1981, 4(5): 491–496.

[45] MOND H G. The road to right ventricular septal pacing: techniques and tools[J]. Pacing Clin Electrophysiol, 2010, 33(7): 888–898.

[46] EDHAG O, LAGERGREN H, THOREN A, et al. Influence of output capacitor, electrode and pulse width on power consumption in cardiac pacing[J]. Pacing Clin Electrophysiol, 1978, 1(1): 16–24.

[47] DALZELL G W, CUNNINGHAM S R, ANDERSON J, et al. Electrode pad size, transthoracic impedance and success of external ventricular defibrillation[J]. Am J Cardiol, 1989, 64(12): 741–744.

[48] BENSON D W Jr, SANFORD M, DUNNIGAN A, et al. Transesophageal atrial pacing threshold: role of interelectrode spacing, pulse width and catheter insertion depth[J]. Am J Cardiol, 1984, 53(1): 63–67.